不再眩晕

U0301296

主　编　李华伟　吴沛霞

副主编　李文妍　王武庆

编　委（按姓氏笔画排序）

于慧前　王武庆　史夙铭　孙博文

李文妍　李华伟　吴沛霞　吴灵捷

余方舟　张　娜　张诚宇　张睿琦

赵婕丽　郝维明　俞娇旦　曹雪娇

人民卫生出版社
·北　京·

版权所有，侵权必究！

图书在版编目（CIP）数据

不再眩晕 / 李华伟，吴沛霞主编 . —北京：人民
卫生出版社，2024.3

ISBN 978-7-117-35851-4

Ⅰ . ①不… Ⅱ . ①李…②吴… Ⅲ . ①眩晕—诊疗

Ⅳ . ① R764.34

中国国家版本馆 CIP 数据核字（2024）第 021428 号

人卫智网	www.ipmph.com	医学教育、学术、考试、健康，
		购书智慧智能综合服务平台
人卫官网	www.pmph.com	人卫官方资讯发布平台

不再眩晕
Buzai Xuanyun

主　　编：李华伟　吴沛霞
出版发行：人民卫生出版社（中继线 010-59780011）
地　　址：北京市朝阳区潘家园南里 19 号
邮　　编：100021
E - mail：pmph @ pmph.com
购书热线：010-59787592　010-59787584　010-65264830
印　　刷：北京华联印刷有限公司
经　　销：新华书店
开　　本：889×1194　1/32　印张：4
字　　数：77 千字
版　　次：2024 年 3 月第 1 版
印　　次：2024 年 4 月第 1 次印刷
标准书号：ISBN 978-7-117-35851-4
定　　价：35.00 元
打击盗版举报电话：010-59787491　E-mail：WQ @ pmph.com
质量问题联系电话：010-59787234　E-mail：zhiliang @ pmph.com
数字融合服务电话：4001118166　E-mail：zengzhi @ pmph.com

　　耳聋、耳鸣、眩晕是耳科三大病症,困扰着许多人,其中尤以眩晕来势凶猛,危害巨大。人们对于眩晕的错误认知也最为普遍。说起眩晕,人们往往首先想到大脑的问题,其实不然,耳朵才是引发眩晕最常见的原因,也即耳源性眩晕。临床上,我们看到许多患者辗转求医,未得到及时的诊断与治疗,继而陷入焦虑和恐惧之中,对其生活质量和身心状态都造成了严重影响。部分患者盲目偏信网络上某些欠科学的信息,服用所谓的"止晕药",而错过了康复的最佳时机,甚至遗留长期功能障碍,令人遗憾。鉴于此,我们编写了本书,向读者传递关于眩晕的知识,帮助大家更好地了解这一病症,学会识别和判断眩晕症状,适时寻求相应医疗科室的帮助。

　　全书分为五章。第一章从认识眩晕开始,介绍眩晕的症状、原因和就医指南。第二章阐述引发眩晕的常见疾病,如耳石症、梅尼埃病、前庭性偏头痛、前庭神经炎、老年性前庭病、突发性聋伴眩晕和儿童良性发作性眩晕等的诊治策略,帮助读者科学地认识眩晕。第三章介绍诊断眩晕需要做的各种主、客观检查。第四章介绍眩晕发作时的紧急处理、日常自我管理以及出差、旅行、体力活动等情况下需要注意的问题。第五章图文结合,详细介绍眩晕康复措施的基本原理与具体做法,以便患者居家练习时借鉴参考。

　　本书的编者均是活跃在眩晕临床诊疗与科学研究一线的中青年专家学者,专业知识扎实,对眩晕的诊治有独到理解。在本书的编写过程中,各位编者对内容结构和文字表达反复推敲、仔细斟酌,期望能为广大患者提供一本科学实用、有温度的科普书。但囿于水平有限、时间仓促,书中难免有错漏和不足之处,期待各方建言、斧正。

李华伟　吴沛霞

2024 年 2 月

目 录

第一章　关于眩晕，你最想了解的知识

一、眩晕是一种怎样的感受

几乎每个人都经历过"晕"。眩晕具体是一种怎样的感受呢？眩晕与人们平常所说的头晕、头昏、走路不稳有何区别？

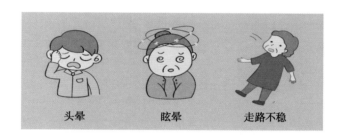

头晕　　　　　眩晕　　　　　走路不稳

2009 年国际前庭研究领域权威学术组织巴拉尼协会（Bárány Society）提出眩晕的定义：在自身没有运动时感知自身运动的感觉（幻觉）；也可以是外在的，即在头动时，产生与运动不匹配的变形扭曲的运动感觉（错觉）。眩晕具体可以表现为旋转感、摇晃感、倾斜感、上下快速震动感、弹跳感、坠落感、滑倒感等多种感受，其本质是一种"错误"的信号，与真实活动状态不同，比如"天花板在转、房子在转""明明平躺在床上，却感觉自己在飞速旋转"。

眩晕可以是自发性的，也可以由某些原因诱发，据此

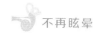

可以进一步将眩晕分为"自发性眩晕"和"诱发性眩晕"。前者没有明显的诱因,但可在头动时加重;后者则可根据诱因分为体位性眩晕、头动性眩晕、视觉诱发眩晕、声音诱发眩晕、Valsalva 诱发眩晕、直立性眩晕等(表 1-1)。

表 1-1　诱发性眩晕种类与描述

诱发性眩晕种类	描述
体位性眩晕	只在处于特定体位,比如翻身、弯腰时发生
头动性眩晕	仅发生在头动时,比如低头、抬头、转头时
视觉诱发眩晕	由复杂、变形、大范围或移动的视觉刺激,包括由于运动造成的周围环境相对移动的视觉刺激诱发
声音诱发眩晕	由听觉刺激诱发
Valsalva 诱发眩晕	由会导致颅内或中耳压力升高的动作(称 Valsalva 动作*)诱发,如咳嗽、打喷嚏、拎重物
直立性眩晕	由起立动作刺激产生,常见于由平卧位转变为坐位,或由坐位转变为站立位时
其他原因诱发眩晕	由其他原因,如环境压力改变、缺氧、药物、运动、长期被动运动(如航海)、激素、过度通气、恐怖或焦虑环境等诱发

*:标准 Valsalva 动作指用力吸气,并在吸气后屏住呼吸,之后再紧闭嘴巴做用力呼气动作(但不真正将气体呼出)。

除了眩晕,巴拉尼协会还描述了头晕、前庭 - 视觉症状和姿势性症状的定义。

头晕和眩晕的概念往往容易混淆。头晕特指非旋转性的、无运动感知错觉的空间定向障碍及紊乱,表现为头脑不清醒、昏昏沉沉。

前庭 - 视觉症状是由前庭疾病或前庭与视觉系统相

互作用异常导致的症状,表现为运动的虚假感觉、视物倾斜以及因前庭功能障碍发生非视觉异常所致视物变形或模糊。

姿势性症状指与维持躯体平衡有关的症状,仅产生于直立位(坐位、站立位或行走中),包括身体不稳、向一侧偏斜、维持平衡过程中几乎跌倒以及跌倒。

二、与眩晕有关的重要人体结构

众所周知,耳朵是用来听声音的,但还有一个重要的功能常被忽略,那就是维持平衡。人体内耳分为 2 个部分。其中,耳蜗部分是用来听声音的;前庭部分包括 3 个半规管(前半规管、后半规管、外半规管)和 2 个囊(椭圆囊和球囊),用来感受直线和旋转加速或减速运动,并把运动信号转化成电信号,传给大脑。人走路、跑跳、转圈,都离不开前庭的作用。即便闭上眼睛,人也能感受到自身所处方位以及是在前进、后退或旋转,也是因为前庭的功劳。

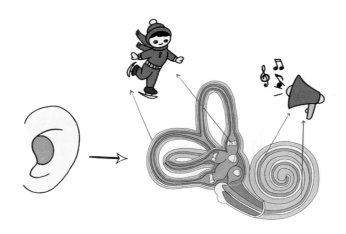

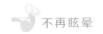

眩晕的本质是平衡功能失调。人体维持正常空间位象依赖"平衡三联"——视觉、本体感觉和前庭系统。这三个系统把收集到的信息传给大脑,大脑统合分析后发出运动指令,经过两条重要的神经反射通路——前庭眼反射和前庭脊髓反射,抵达眼睛和四肢,使人可以看得清、走得稳。

前庭眼反射能够帮助人在运动过程中看得清楚。我们都知道,在运动颠簸(如跑步、乘车)的时候,照相机中的画面是抖动的,拍出来的照片不清晰;但是,因为前庭眼反射"视觉防抖"的作用,人眼在这种情况下看到的画面是清晰、不抖动的。

具体来说,头动时,前庭迅速将这种运动信号传到大脑,大脑启动前庭眼反射,如当人将头向左转 10° 时,眼睛就以同等速度向左转 10°,即通过迅速、准确调整眼球位置抵消运动引起的视觉误差,稳稳地将图像落在视网膜中央凹上(人类视觉最清楚的地方)。一旦这条通路出了问题,眼动速度跟不上头动速度,或者眼动速度超过头动速度,就可能出现视物模糊或抖动,尤其是在走、跑、跳的时候。

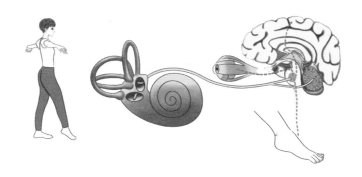

三、为什么会眩晕

眩晕不是独立的疾病,而是一种症状,可由多种疾病或状况引起。老百姓通常认为的眩晕前三位原因是高血压、颈椎病和脑供血不足。其实不然,引发眩晕的疾病多达数百种,但最常见原因是耳部问题,准确地说,是内耳前庭的问题,也就是耳源性眩晕。

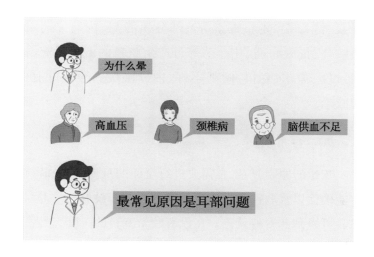

调查显示,眩晕病因按发病率由高至低排序为:良性阵发性位置性眩晕(即耳石症)、前庭性偏头痛、梅尼埃病。可见,前庭问题是导致眩晕的最常见原因。

前庭问题并非局限在耳部。像人体许多器官一样,前庭器官有一根神经(前庭神经)一直传到大脑,进入脑干以后的部分叫作前庭中枢,脑干以下的部分称作前庭外周。多数眩晕的原因来自前庭外周。前庭外周疾病症状严重,但不会致命,预后良好。前庭中枢问题(多见于

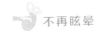

小脑、脑干)所致眩晕的症状通常不是很重,后果却较为严重。

此外,心血管问题,低血压(站立过久、疲劳、饥饿或突然起立时发生,平卧休息片刻后可缓解)、心律失常、心肌梗死、动脉硬化等可能引起眩晕;神经系统问题,如脑震荡、脑卒中、脑肿瘤、脑部感染、脑血管病变、多发性硬化症等可能导致眩晕;一些药物,如氨基糖苷类(庆大霉素、链霉素、妥布霉素等)、部分镇静剂、抗抑郁药、抗组胺药、抗癫痫药、化疗药等可产生眩晕的不良反应;饮酒过度、焦虑、恐惧、睡眠不好、内分泌疾病等也可能引起眩晕。

四、医院哪个科室看眩晕

眩晕的原因复杂,常需要进行全面的身体检查和评估才能确诊以采取针对性治疗。部分医院开设有眩晕专科,患者可以到此专科就诊。在没有眩晕专科的医院,患者可以根据主要症状选择相应的科室就诊。可能涉及的科室包括耳鼻喉科、神经内科、心血管科、精神心理科和康复医学科。

◆ 耳鼻喉科:可通过前庭、听力方面的检查,判断眩晕是否由内耳问题引发。有眩晕(感觉天旋地转或自己在转)、头晕(感觉昏沉、头重、迷糊)、不稳(感觉脚踩棉花、走路偏斜)症状者可选耳鼻喉科有耳科专长的医生就诊。

◆ 神经内科:可评估和治疗有眩晕症状的神经系统相

关疾病(如脑肿瘤、脑血管病变、多发性硬化症等),还可以帮助排除可能致命的恶性眩晕,如中枢性眩晕。有头晕(感觉昏沉、头重、迷糊)、不稳(感觉脚踩棉花、走路偏斜)症状者可选神经内科就诊。

◆ 心血管科:可以通过心电图、心脏超声、血管造影等检查和评估方法,明确眩晕是否为心血管系统原因所致。有晕厥或接近晕厥(眼前发黑、意识丧失)者可选心血管科就诊。

◆ 精神心理科:如果在以上科室就诊都没有找到明确的病因,可能需要到精神科,对情绪、心理等方面进行全面检查。若明确是心理因素导致的眩晕,需要到精神心理科进行药物或认知行为治疗。

◆ 康复医学科:可以提供物理疗法、康复训练和行为疗法等治疗方法,帮助减轻眩晕症状,改善身体的平衡和协调能力,提高活动水平和生活质量。

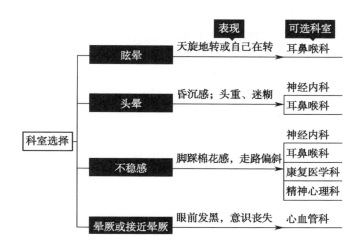

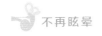

五、就诊时哪些症状是最应该告诉医生的

眩晕不同于其他疾病,其诊断很大程度上依靠病史。就诊时准确告诉医生眩晕特点、持续时间、伴随症状、治疗经过等,可以为诊断提供重要线索,从而减少不必要的辅助检查,及时获得有效治疗。有研究显示,2/3的眩晕仅依靠病史就可正确诊断。建议患者在就诊前梳理以下内容(表 1-2),以便就诊时准确提供给医生。

◆ 眩晕的持续时间:出现眩晕的时间有多长? 是持续性的还是间歇性的? 若是间歇性的,多久发作一次?

◆ 眩晕类型:是首次发作还是复发? 感到天旋地转、站不稳或感觉房间在转吗? 还是头昏、头晕? 不同类型的眩晕原因可能不同。

◆ 触发因素:有没有特定的触发因素,如某些运动或姿势引起眩晕?

◆ 伴随症状:除眩晕外,是否还有耳鸣、听力下降、头痛、走路不稳、怕光怕吵、口齿不清、肢体活动不便等其他症状?

◆ 药物(或"补品"):有些药物(或"补品")可能引起眩晕,因此患者应将自己正在服用的药物(或"补品")告诉医生。

◆ 病史及治疗经过:告诉医生已知所患疾病以及治疗过程。

◆ 家族史:家中有血缘关系的人有类似症状吗?

表 1-2　眩晕就诊病史清单

问题	选项
1. 发作时是否感觉天旋地转、视物移动或自己在转	是 否 以上都不是,请描述发作时症状(如头沉、头发懵、走路发飘等)
2. 一次发作持续多长时间	不超过 1~2 分钟 2~10 分钟 数十分钟至数小时 持续数天至数周 发作持续时间不固定,数秒至数天不等
3. 反复发作吗	是:○一天发作数次 　　○几乎每天都有发作 　　○每月数次 　　○数月至数年 1 次 　　○发作频率不固定,无规律 否
4. 听力下降吗	是:○左、右、双侧、不确定(请选择) 　　○听力下降过程:突然下降、逐渐下降、有波动、不确定(请选择) 　　○听力下降至今多长时间:<1 个月、>1 个月,<1 年、>1 年 否
5. 耳鸣吗	是:○左、右、双侧、不确定(请选择) 　　○发作前后耳鸣有无变化:无、加重、发作前加重,发作后缓解(请选择) 否
6. 耳闷吗	是:○左、右、双侧、不确定(请选择) 否
7. 头痛吗	发作时伴头痛 以前有头痛 　　○曾因头痛影响工作和生活 　　○头痛时伴有恶心、想吐 　　○头痛时伴有畏光、畏声

续表

问题	选项
7. 头痛吗	有血缘关系亲属有头痛史 有血缘关系亲属有头晕史 以上都无
8. 畏光/怕光、怕吵,不愿在嘈杂和过于明亮的环境中停留	是 否
9. 站立或行走时症状加重	是:○白天更明显 　　○晚上更明显 　　○在黑暗环境症状加重 　　○以上都无 否
10. 发作时有跌倒	是:○跌倒时意识清醒 　　○跌倒时意识不清 否
11. 发作时有意识不清、大小便失禁	是 否
12. 在躺下、翻身或从坐/卧位快速起身时发作	是,可多选 　　○躺下和坐起时发作 　　○左右翻身时发作 　　○仰头和低头时发作 否
13. 在屏气、用力或大声刺激时发作	是 否
14. 在某些特别场景会容易发作或症状加重	是,可多选 　　○川流的汽车和人群 　　○瓷砖上的复杂花纹 　　○马路上的斑马线 　　○电影院 　　○KTV 　　○空旷的广场 否

问题	选项
15. 食用某些食物(如酒、咖啡、茶、巧克力、奶酪、腌制食品等)，闻到特殊气味，或月经前后更容易发作	是 否
16. 容易在劳累、失眠、生气之后发作	是 否
17. 上肢麻木、疼痛、颈肩部疼痛	是 否
18. 耳部流脓、中耳炎或耳部手术史	是：○左、右、双侧、不确定(请选择) 否
19. 近期有头颈部外伤、头颈部手术史	是 否

六、天旋地转的濒死感真的会危及生命吗

眩晕发作会给患者带来很大的不适和恐慌，有时会出现"濒死感"，觉得自己快不行了，十分恐惧。这种天旋地转的濒死感会不会危及生命呢？

首先要明确的是，绝大多数情况下，眩晕不是危及生命的绝症。多数眩晕是内耳前庭问题引起的，症状可持续数秒至数天不等，在头部位置改变时出现或加重。患者只要及时就诊，找到症状的根源，进行相应治疗，就可以有效缓解症状，不会危及生命。

但是，在某些情况下眩晕可能会导致严重后果。例如，老年人或其他高危人群在发生眩晕时，身体可能失去平衡而摔倒，导致骨折或其他损伤。在少数情况下，天旋地转

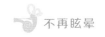

的濒死感可能提示一些危及生命的疾病。例如，突发性、严重的头晕症状可能是脑卒中的前兆；某些可能导致头晕和濒死感的血管疾病，如脑出血、重度低血压、颈动脉狭窄等，可能会危及生命。因此，如果眩晕同时伴随其他危险症状，如意识不清、语言不利、吞咽问题、胸痛、呼吸困难等，应当警惕，尽快就医。在就医前，尽可能避免活动，以免发生意外伤害。

第二章

眩晕的常见原因及诊治

一、头一动就晕可能是耳石症

年近 50 岁的钱阿姨满面愁容地向急诊医生诉说她的情况:"医生,我今天早上准备起床上班,可是一下床立马就感觉天旋地转,站都站不稳,又一屁股坐回床上,昨天晚上还好好的呀,这是不是脑梗死啊?"医生在了解情况后,安抚钱阿姨道:"这可能是耳朵的毛病——耳石症,您需要前往耳鼻喉科进行专业的诊断和治疗。"

1. 什么是耳石症

除了听声音外,耳朵还具有另一项重要功能——维持身体平衡。负责平衡功能的两个结构为半规管和耳石器,它们就像水上乐园中交错分布的水管滑道(半规管)和游泳池(耳石器),里面充满液体,随着头部运动而发生流动。由于年龄增长("游泳池"慢慢老化)或发生外伤,池壁的一些瓷砖(耳石)松动脱落进池子里,若没有及时得到清理就可能流到水管滑道(半规管)中,引起眩晕,这就是导致钱阿姨头晕的真凶——耳石症。耳石与耳屎是完全不同的两个东西。

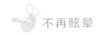

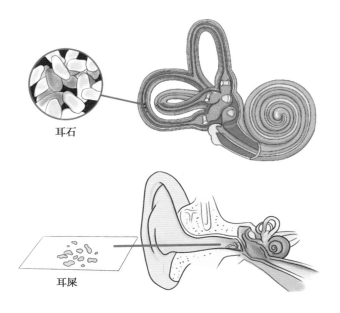

耳石

耳屎

　　耳石症的学名叫作良性位置性眩晕,呈阵发性,多见于中老年人,女性略多于男性,青少年及小孩少见。其典型表现是一动就晕,不动不晕。当头部位置发生改变时,患者会出现天旋地转的感觉,最多见于起床、躺下、在床上翻身,有明显的"晕床"现象,通常眩晕感持续时间不超过1分钟。睡眠过程中的翻身动作也可能诱发眩晕,少数患者主诉因强烈眩晕感于睡梦中惊醒。

　　当头部保持不动或转向另一侧时,眩晕感会慢慢减轻。发病时常伴有恶心、呕吐、心悸、出冷汗等症状,但不论天旋地转的感觉如何严重,患者的意识始终是清醒的,一般也没有耳鸣、耳闷等症状。耳石症有自限性,一般经数天至数月可自愈,但复发的情况很常见。

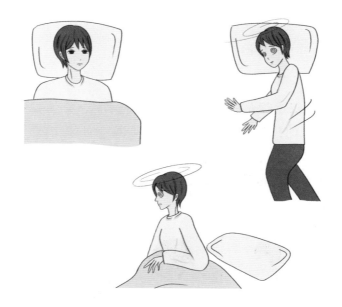

2. 如何诊断耳石症

耳石从体外是看不到的,目前的影像学手段,如计算机断层扫描(computed tomography,CT)、磁共振成像(magnetic resonance imaging,MRI)等,也无法显示。若怀疑为耳石症,医生只有通过一系列位置试验来确诊。这些试验会诱导眩晕再一次发作,医生通过眼睛的表现来推测耳石脱落的具体位置,因此患者在检查中应尽量睁大双眼。

临床上,医生常用两种位置试验来判断耳石掉到了哪个半规管里:一种是水平滚转试验,即患者平卧后再向左右两侧分别翻滚 90°,用来判断是否为外半规管耳石症;另一种是 Dix-Hallpike 试验,操作时患者头向一侧转 45°,然

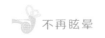
后躺下,头下垂至床沿下 30°,用来判断是否为后半规管耳石症(详见复位治疗)。

3. 如何治疗耳石症

复位治疗是有效治疗耳石症的方法。医生根据耳石掉落的位置选择不同的复位动作,让脱落的耳石回到原本该待的地方。复位治疗的效果立竿见影,一次复位的有效率可达 80% 以上。若一次复位未能治愈,可重复进行。

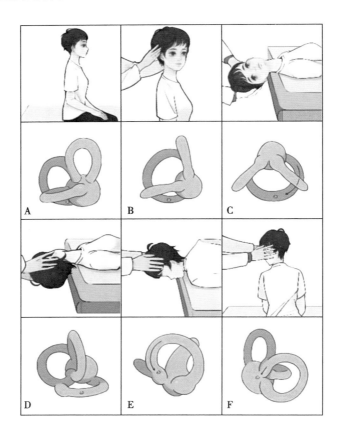

复位治疗过程中会重现发病时的眩晕症状,但大多数患者能够耐受。复位治疗的并发症不多见,部分患者会出现轻度、持续时间较短的不良反应,如恶心、呕吐、出冷汗等。少数患者在复位后可能会有走路不稳、倾倒感。严重恶心和/或呕吐者可在复位前 30~60 分钟预防性使用止吐药。

只有极少数顽固性病例或严重且频繁复发的耳石症患者需要手术治疗。

4. 人工手法复位和仪器复位哪个效果好

仪器复位和医生手法复位效果并无明显差别,重要的是确定耳石在哪一边耳朵以及具体部位,确定部位后采用相应的复位方法。但对于有严重颈椎病、颈椎活动受限的患者,推荐仪器复位。对于重度肥胖的患者,手法复位操作较为困难,需要两人或多人协助,也推荐采用仪器复位。

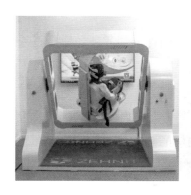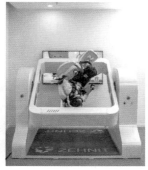

5. 复位成功后还是感觉晕乎乎的,怎么办

有相当一部分(约占 1/2)患者在复位后仍存在晕晕忽忽、走路发飘、醉酒感等症状,称为残余症状,可能是因为

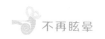

还有少量耳石碎片没有完全复位,或耳石器官需要一段时间来重新适应。这些症状通常在2~3周消失。在此期间,不必限制活动;睡觉时可采取任意卧位,不必刻意采取健侧睡位;可以多做转头、转颈或原地转圈的运动,促进残余耳石的吸收。

6. 怎么预防复发

目前,科学家们还没有彻底搞清楚耳石为什么会脱落,因此,也就没有什么办法从根源上进行预防。但是,研究发现,有梅尼埃病、偏头痛、高血压、高脂血症的人群以及缺钙、缺维生素 D 的人群更容易复发。虽然还不知道具体原因,但人们可以通过预防和积极治疗全身基础性疾病、补充含有维生素 D 的钙片、多晒太阳、加强体育锻炼、饮食健康、避免熬夜等降低复发概率。

7. 在家可以做耳石复位吗

现在,人们可以通过互联网查询到各种各样耳石复位治疗视频和图文,那普通人是否可以自己在家进行耳石复位治疗呢?

笔者不建议耳石症患者在家里自行复位。因为很多疾病可以引起与耳石症类似的症状,需要由医生来判断究竟是不是耳石症。此外,做过复位治疗的患者若复发,每次发作累及耳别和半规管可能不同,用同样的复位方法可能无效。

8. 不能复位怎么办

耳石复位的禁忌证较少,但仍有极少部分患者不能复位,如重度肥胖、严重的颈椎病、严重的心血管疾病、极度衰弱的患者,这部分患者可以采取 Brandt-Daroff 训练。此训练可以使患者一方面通过体位变换产生的机械力使耳石消散溶解,另一方面通过反复诱发眩晕,逐渐降低中枢系统反应,从而缓解症状。

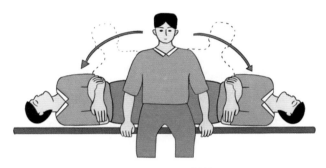

Brandt-Daroff 训练

具体步骤:患者坐于床中部,双腿自然垂下,头向健侧转 45°,保持头位不动,快速向患侧侧卧,待眩晕消失(或 1~2 分钟)后,头再向患侧转 45°,头位不动,快速向健侧侧卧;待眩晕消失(或 1~2 分钟)后坐起。全套动作重复 10~15 分钟,每天 2~3 次,连续做 2~3 周。

二、反复眩晕就是梅尼埃病吗

1. 什么是梅尼埃病

梅尼埃病的典型表现是反复发作的眩晕,波动性听力下降、耳鸣和耳闷胀感。眩晕发作的同时可出现许多自主神经症状,如恶心、呕吐、面色苍白、出冷汗等。

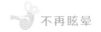

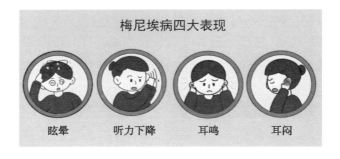

梅尼埃病四大表现

眩晕　　听力下降　　耳鸣　　耳闷

　　梅尼埃病这个名字源于法国医生 Prosper Ménière。他首先提出了内耳和眩晕之间的关系。但在当时，人们普遍认为眩晕是由脑部病变引起的，没有人相信他的观点。数十年后，德国医生发现一些做了内耳手术的患者出现了剧烈眩晕，才使 Prosper Ménière 医生的观点得到证实。

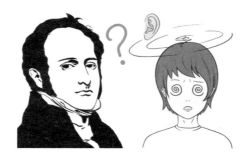

　　目前，关于梅尼埃病的具体发病原因还不是很清楚，一般认为主要是由于内耳膜迷路积水，从而影响听觉和前庭功能。但关于内耳如何发生的积水，众说纷纭，有人认为是病毒感染，也有人认为是免疫反应，还有人觉得是循环障碍……最终结论还隐藏在某个角落，等待着人们的发现。

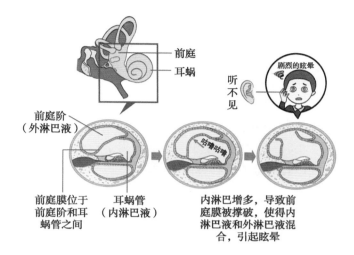

梅尼埃病引起的眩晕发作跟一般的头晕是有一定差别的。一般头晕是头昏昏沉沉、头胀、头重脚轻、头部紧箍感等感觉。梅尼埃病的眩晕是感到周围物体或自身在转，或看周围的景象时有晃动、漂移、变形的感觉，称为"旋转性眩晕"。如果在梅尼埃病患者眩晕发作时，对准其眼睛进行录像，可以记录到眼震，也就是眼睛不由自主地摆动或跳动的现象。眩晕发作前，患者常会出现耳鸣、耳闷的感觉，眩晕的时长一般会超过 20 分钟，并且会反复出现。眩晕缓解后，耳鸣、耳闷的感觉也随之减轻。

眩晕发作的间隔不一，可能数天一次，也可能数年一次。一般来说，随着年龄增长，发作频次逐渐减少，甚至完全消失，但会表现为持续的头晕和不稳。

2. 眩晕不一定就是梅尼埃病

现在许多人都知道梅尼埃病发作的时候会有眩晕的

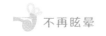

感觉,但反复眩晕就一定是梅尼埃病吗? 其实不一定,良性阵发性位置性眩晕、前庭阵发症、前庭性偏头痛等也会引起眩晕。

2017 年,我国更新了梅尼埃病的诊断标准,简述如下,供大家参考:①眩晕发作 2 次或 2 次以上,每次持续 20 分钟 ~12 小时;②病程中至少有 1 次听力学检查证实患耳有低频到中频的感音神经性听力下降;③患耳有波动性听力下降、耳鸣和 / 或耳闷胀感;④排除其他疾病,如前庭性偏头痛、突发性聋、良性阵发性位置性眩晕、迷路炎、前庭神经炎、前庭阵发症、药物中毒性眩晕、后循环缺血、颅内占位性病变等引起的眩晕,排除继发性膜迷路积水。

3. 确诊梅尼埃病需要做哪些检查

一般来说,根据典型的病史和症状表现就可以诊断梅尼埃病,以下检查可以为医生提供重要参考。

(1)听力学检查:包括纯音测听、耳蜗电图、耳声发射等。其中最常用的是纯音测听,一般要反复测听多次才能发现波动性听力改变。

(2)前庭功能检查:包括冷热试验、前庭诱发肌源性电位(vestibular evoked myogenic potential,VEMP)测试、视频头脉冲试验(video head impulse test,vHIT)等。

(3)影像学检查:注射钆造影剂后进行磁共振检查,可清晰地显示内耳积水的情况,为鉴别诊断提供依据。

4. 如何治疗梅尼埃病

(1)发作期:梅尼埃病发作期患者一定要注意防止跌

倒,减少活动,建议卧床休息。治疗以控制眩晕、对症治疗为主。常用药物有:镇静类药物,如安定、氯丙嗪等;抗眩晕类药物,如苯海拉明、氟桂利嗪等;止吐类药物,如甲氧氯普胺等。

(2)间歇期

1)调整生活方式:梅尼埃病患者应注意采取健康生活方式,减少眩晕发作,保护内耳功能。①适当运动,保持充足的睡眠,避免过大的压力;②调整饮食结构,限制酒精和咖啡因的摄入,饮食清淡、少盐;③季节变换时梅尼埃病容易发作,应注意做好防寒保暖工作,避免着凉。

2)药物治疗:一般药物治疗无效时,可以考虑耳内注射庆大霉素、激素等药物。患者在注射庆大霉素后约1周时会经历一次"大晕发作",这是正常现象,不用太过担心,注意在急性眩晕期后尽早开始体力活动,以促进前庭代偿。

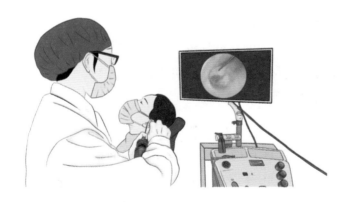

3)手术治疗:若上述治疗均无效,眩晕严重影响日常生活和工作,且患者强烈要求手术,可考虑手术治疗。

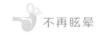

一般来说,仅不到 5% 的患者需要手术。手术方式包括内淋巴囊减压手术、内淋巴囊分流手术、前庭神经切断术、迷路切除术等。对于晚期梅尼埃病患者,在眩晕消失、患耳全聋、患耳耳鸣剧烈无法耐受情况下,可以考虑进行人工耳蜗植入,不但可以有效缓解耳鸣,还能恢复患耳的听力。

5. 毫无征兆地突然摔倒是怎么回事

部分(约 10%)梅尼埃病患者可能会在毫无征兆的情况下突然摔倒,不伴眩晕,意识完全清醒,数秒后又可以自行站起来,这可能是出现了耳石危象,也叫跌倒发作。目前,跌倒发作的原因尚不清楚。患者可以在家中采取铺木地板、增设地毯等措施,以减少发作时的损伤。研究表明,鼓室内注射庆大霉素可以减少此类情况的发生。

6. 眩晕缓解后还有不适感该怎么办

部分患者在眩晕缓解之后仍然有头晕、走不稳的症状,而且头一动症状就加重。前庭功能康复锻炼(通常包括静态和动态的康复运动)可以帮助缓解这些不适(具体参见第五章)。

7. 迟发性膜迷路积水与梅尼埃病

单侧重度耳聋患者数年后出现间歇性眩晕,伴耳鸣、恶心、呕吐等症状,应警惕发生迟发性膜迷路积水(delayed endolymphatic hydrops,DEH)。这个病的患者可同时出现耳聋、耳鸣、眩晕三大耳科症状。目前认为,迟发性膜迷路积水属于梅尼埃病的一种。其发病机制可能与耳聋后继发性内淋巴囊破坏或前庭水管堵塞而导致的膜迷路积水有关。从耳聋到出现膜迷路积水症状的间隔期可能数年，也可长达数十年。本病的治疗方法与梅尼埃病相同。

三、头痛、怕光、怕吵可能是前庭性偏头痛

A女士从开始上大学的时候就时不时地有头痛发作，每次至少持续数小时，需要在安静、黑暗的环境中睡一觉才能恢复。这种情况在疲劳、睡眠不佳、月经前后容易发生。大学毕业工作以后，随着生活节奏加快，A女士的头痛问题逐渐加重，发作频率变高，持续时间也更长了，需要服用止痛药缓解。最近几个月，A女士发生了数次眩晕，严重时出现明显的天旋地转以及恶心、呕吐症状。到医院就诊，医生认为她很可能是得了前庭性偏头痛。

1. 什么是前庭性偏头痛

眩晕、头痛都是常见的健康问题，眩晕同时伴有头痛的情况常被患者忽视。前庭性偏头痛是一种常见的眩晕疾病，发病率仅次于耳石症。其发病机制还不清楚，目前科学研究显示，可能是由遗传因素导致神经系统过度敏感化，进而对内部/外界环境的刺激因素产生不恰当反应，表现为头痛、头晕、恶心、视觉异常、畏光、怕吵、腹泻等各种各样的临床症状。患者也可能出现短暂的听力下降、耳鸣症状。除此以外，前庭性偏头痛还与梅尼埃病、良性位置性眩晕的发生相关，且患者更容易受晕动病的影响，多数患者有晕车史和家族史。

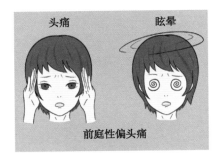

头痛　　　　　眩晕

前庭性偏头痛

2. 如何诊断前庭性偏头痛

目前为止,尚没有影像学(CT 或 MRI)、前庭功能检查或血液检查等辅助检查指标可以用于诊断前庭性偏头痛。它的诊断主要依据病史和症状,目前的诊断标准〔国际头痛疾病分类〔International Classification of Headache Disorders, 3rd edition(ICHD-3)〕如下:①至少 5 次发作。②有偏头痛病史。③中度至重度前庭症状(眩晕、视物旋转、不稳、恶心、呕吐等),持续 5 分钟~72 小时。④至少在 2 次发作中伴有下列 1 项以上的症状:单侧搏动性中度或重度头痛,日常体力活动时头痛加重,怕光和怕吵,视觉先兆症状(举例:设想一个阳光明媚的中午,微风吹拂着一望无际的湖面,阳光照耀在水面上,波光粼粼,星星闪烁……视觉变得模糊不清。这是部分患者发作前的视觉先兆景象,眩晕随之而来。也有患者表现为瞬间的眼前黑矇、盲点)。⑤不能归咎为其他疾病。

要说明的是,前庭性偏头痛的临床表现十分多变,有些人可能从来没有头痛症状,只表现为旋转性眩晕或头动不耐受(即头部运动引起晕感)。随着病情进展,症状越来越典型。

3. 前庭性偏头痛与其他眩晕疾病有何不同

一部分偏头痛患者会出现反复的头晕、眩晕发作，这种发作与偏头痛发作的诱发因素、病理生理机制相关，目前被认为是偏头痛的一种表现形式。相比于其他疾病所致的眩晕，与偏头痛相关的眩晕发作会伴有一些偏头痛的临床特征，如中 - 重度头痛，明显的恶心、呕吐、畏光、怕吵，有一定的家族聚集倾向，女性发病率显著高于男性，部分患者的发作可能与月经周期、摄入特定食物、闻到某些气味（如汽油）有关。

目前认为，前庭性偏头痛不会对患者的听力和前庭功能造成不可逆的损伤，也就是说，尽管反复发作，患者的听力和前庭功能仍然完好。

4. 得了前庭性偏头痛怎么办

这个疾病本身虽然不会造成不可逆的损伤，但也没有一劳永逸的治愈方法，患者需要通过长期的生活习惯管理结合适当的药物治疗进行控制。

前庭性偏头痛的治疗可以分为发作期治疗和非发作期预防。对于偶尔发作一次的患者，在发作后及时使用控制症状药物即可。发作频繁、症状严重的患者则需要改善生活习惯同时结合药物治疗以预防发作。前庭性偏头痛患者可以参考以下建议：

（1）眩晕日记：及时记录每次发作前 / 发作时做了什么，可以帮助识别可能的诱发和缓解因素。虽然已有研究

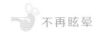

证实了一些常见的诱因(劳累、失眠、低血糖、月经、酒精、巧克力、腌制食品、奶酪等),鉴于患者个体差异,识别自身敏感因素、避免接触诱因是重要的预防方法。

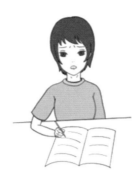

(2)保证规律的饮食和睡眠;坚持有氧运动,如慢跑、骑自行车,每周3次以上,每次至少30分钟。存在严重的进食障碍或睡眠困难者尽早寻求精神心理科医生的专业支持。

(3)学习应对压力的方法,保持情绪稳定。感到压力过大时,可以尝试一些可操作性强的调节方法,如调整呼吸、冥想等。

(4)如果生活习惯调整对疾病的控制效果不理想,可以采用药物治疗,如在专业医生指导下使用曲坦类药物、氟桂利嗪、托吡酯等。

(5)长期反复发作可能导致恐惧、焦虑、抑郁等问题,必要时可及时寻求专业医生支持。

(6)如果在非发作期也存在慢性头晕、不稳感,可以进行适当的前庭康复训练,减少前庭症状对生活的影响。

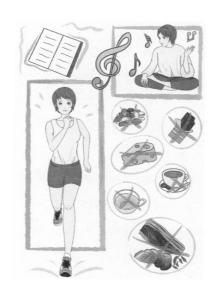

四、来势凶猛，持续剧烈的晕——前庭神经炎

L先生近期工作十分忙碌。在连续加班半个月后的一天傍晚，L先生突然发生剧烈的眩晕，躺着不动甚至闭上眼睛的时候也感到天旋地转，同时伴随着严重的恶心、呕吐，全身出汗，头动的时候症状加重，完全无法站立。家人拨打急救电话，将L先生送至医院。经过基本的神经系统体格检查以及头颅影像学检查，在排除脑卒中等危及生命的严重疾病后，神经内科急诊医生说L先生有可能得了前庭神经炎，给他开了一些帮助缓解症状的药物。

1. 突发急性眩晕时，需要立刻去急诊科就诊吗

需要！急性眩晕的原因有可能是脑部疾病，也可能是耳部疾病；有可能是危及生命的器质性疾病，也可能是发

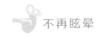

作性的功能性紊乱。其中严重的、危及生命的疾病所致的眩晕多表现为急性发作、难以自行缓解。因此,第一次出现天旋地转、站立不稳症状,特别是持续数分钟仍无法自行缓解或有头痛、意识丧失、视觉异常、吐词不清、吞咽障碍、偏瘫、肢体麻木无力等异常的人需要及时到医院急诊科就医,排除中枢神经系统急症。

2. 前庭神经炎是什么病,急性期如何治疗

前庭神经炎是一侧前庭神经功能急性损伤所致的疾病。目前病因尚未明确,现有证据提示,其发病可能是因为潜伏于神经节内的单纯疱疹病毒 -1 被激活,引起前庭神经炎症反应。其典型症状就是急性发作的持续性眩晕,来势凶猛,伴有恶心、呕吐、平衡不稳、走路向一侧偏倒等症状。这是因为患者两侧前庭神经传入的信号不平衡,导致人体产生类似向一侧旋转或倾倒的错觉。症状可持续数天。

急性期的处理包括卧床休息和选择前庭抑制剂类药物、激素进行对症治疗。但须注意,前庭抑制剂的使用不可超过 3 天。

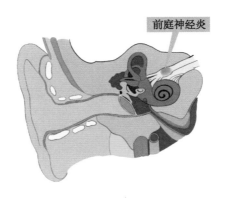

前庭神经炎

3. 前庭神经炎能治好吗,恢复期应该怎么做

前庭神经炎预后良好,几乎所有患者均可自然好转,很少留有后遗症。多数患者数天内就可以站立走动,数周后症状完全消失。尽早(3 天内)开始前庭功能锻炼可以加快康复。康复训练通常需要坚持 2~4 周。

4. 前庭神经炎会复发吗

前庭神经炎复发率极低。但是由于神经细胞的再生能力较弱,患者受损的前庭神经功能很难完全恢复,不能从事对前庭功能要求较高的工作(如飞行员)。部分患者会在一段时间内残留头晕、不稳感、活动时短暂眩晕等症状,严重程度和持续时间因个体损伤及代偿情况不同而有所差异。不过,患者的一般生活基本不受影响。前庭神经炎患者恢复期的功能代偿本质是在反复刺激(运动)下利用残余的前庭功能和其他感觉信号形成新的运动策略,这一恢复过程可能需要数周至数月。影响前庭中枢代偿的因素很多,但最重要的无疑是康复锻炼。如果患者因为恐惧长期不活动,或由于缺乏专业指导而形成错误的代偿策略(如过度视觉依赖),则可能导致长期走路不稳、视觉模糊或跳动等。因此,尽早开始康复锻炼至关重要。

如果有明显的恐惧、焦虑等,应及时寻求心理咨询,预防其演变为持续性姿势 - 知觉性头晕(persistent postural-perceptual dizziness,PPPD)。

五、动起来就晕,当心持续性姿势 - 知觉性头晕

日常生活中,有一部分人备受慢性头晕的影响,表现

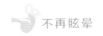

为非旋转性头晕和不稳感,身体活动或姿势变化可能加重头晕感受,所谓"动起来就晕",且这些症状可持续数月甚至数年。患者常四处求医,头颅、颈椎影像学检查以及前庭功能检查、心脏检查等各项相关检查都查不出明显的异常结果,找不到发病原因。此时,我们要当心"持续性姿势-知觉性头晕"。

1. 什么是持续性姿势-知觉性头晕

持续性姿势-知觉性头晕(PPPD)是慢性头晕的常见病因之一,严重影响日常活动功能。患者非常害怕跌倒,但极少真的会跌倒。

该病的特点主要包括:①头晕持续 3 个月以上,主要表现为头晕、不稳感、非旋转性眩晕,每次发作症状持续数小时;②持续性症状出现可以没有典型的触发因素,但直立姿势(站立或行走时)、主动(跑步等运动)或被动(乘坐交通工具等)的姿势变化以及复杂或移动的视觉环境刺激(观看电子设备屏幕、马路上来来往往的车辆等)往往会加重头晕症状;③最初头晕发作的诱因多是一次急性、慢性或发作性前庭综合征(如急性前庭神经炎、梅尼埃病、突发性聋伴眩晕等),或是心理性因素、其他神经性或内科疾病(如心脏疾病、脑震荡、焦虑、抑郁等);④症状会引起明显的焦虑等心理或功能障碍;⑤不能由其他疾病解释。

2. 如何治疗持续性姿势 - 知觉性头晕

持续性姿势 - 知觉性头晕（PPPD）的发生目前被认为与焦虑等精神心理学因素密切相关，PPPD 合并焦虑的比例接近 80%。且既往头晕发作的恐惧与警惕心理会进一步加重患者对姿势控制和视觉环境信息过度的关注和依赖，使症状不断加重并长期持续，造成恶性循环。对于 PPPD 的治疗须从其病因机制出发：

（1）认知行为疗法：PPPD 是一种功能性疾病，并非存在明确器官损伤的器质性病变，患者不必对此过于担忧或恐惧，应避免过多关注自己的症状与负面情绪，将注意力转移到其他事物上。

（2）前庭康复锻炼：主要包括前庭视觉相关康复锻炼，将患者反复暴露在易诱发其眩晕的环境，如斑马线、电影院、超市、波光粼粼的水面，逐渐达到视觉脱敏。

（3）药物治疗：主要是抗焦虑药物，通常需要服用较长时间才能起效，因此患者应注意不要轻易停药。结合前庭康复或认知行为治疗，效果更佳。

六、听不见伴眩晕——突发性聋伴眩晕

耳朵突然听不见是耳鼻喉科常见急症之一，临床上称为突发性聋，指短时间内（72 小时内）快速明显的感音神经性听力下降（连续 2 个相邻频率听力下降超过 20dB），多为单侧耳发病，部分患者发病时还会合并剧烈的眩晕发作，甚者可能由于天旋地转的感觉过于强烈而忽略听不见的症状。

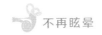

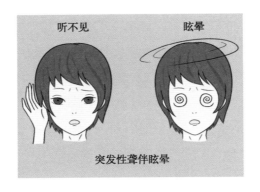

听不见　　　　　　眩晕

突发性聋伴眩晕

1. 为什么听不见还伴眩晕

听力下降和眩晕同时出现的原因多是内耳两大结构——耳蜗和前庭发生问题。耳蜗和前庭是邻居,一部分血管、神经共同支配这两个结构。当损伤(如共同支配这两个结构的血管出现血栓或闭塞、内耳感染出血等)同时累及耳蜗和前庭器官时,患者就可出现突然发生的剧烈眩晕和显著的听力下降。尽管突发性聋多数病因不明,但目前认为其主要潜在病因包括血管堵塞、病毒感染、免疫性疾病、肿瘤等,因此出现突发性聋伴眩晕症状的患者可考虑做脑部CT,以排查急性脑梗死、缺血等危急情况,尤其是合并意识障碍、四肢麻木或无力、吐字不清等症状时。

除了听力下降与眩晕,患者往往还合并有耳鸣、听觉过敏、耳部周围感觉异常等症状,发病前可有劳累、熬夜、精神压力刺激等不良生活事件。

根据听力下降频率的不同,临床上突发性聋又分为低频听力下降、高频听力下降和全频听力下降。一般来说,低频听力下降治疗效果相对较好,恢复快。

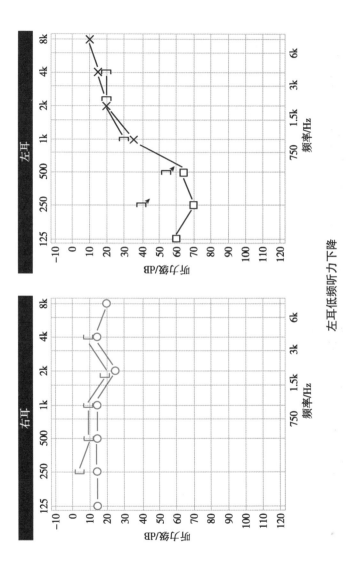

左耳低频听力下降

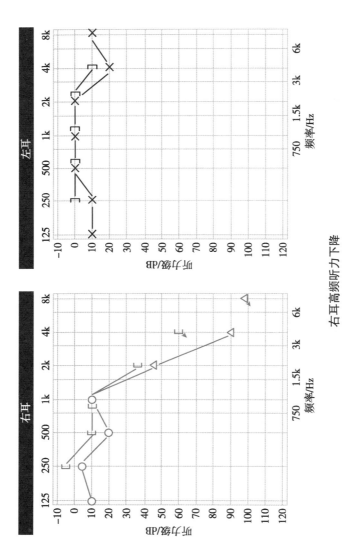

右耳高频听力下降

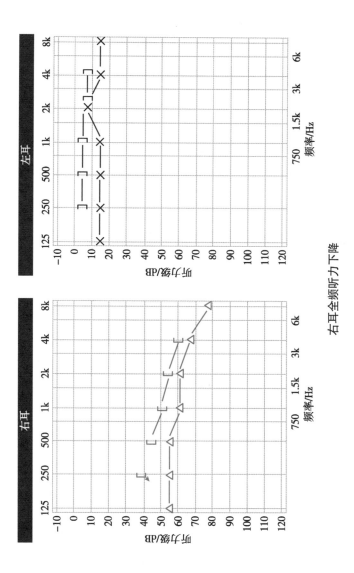

右耳全频听力下降

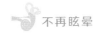

2. 突发性聋伴眩晕如何治疗

突发性聋治疗最关键的一个字就是"早"。合并眩晕的患者往往较无眩晕患者的听力损伤更为严重且难以恢复,因此尽早接受规范治疗是抢救听力、改善头晕与恢复平衡的关键。

目前主要的治疗方案包括口服或耳内注射激素、改善微循环(溶栓)、高压氧治疗和使用神经营养类药物等。

很多患者在发病后数天内眩晕明显减轻,之后较长一段时间会存在头晕、不稳感,尤其是在头部快速活动之后出现,这是前庭急性损伤后未代偿完全的表现。剧烈眩晕过去之后,尽早开始前庭功能康复锻炼,有助于尽快恢复平衡能力、重新建立前庭功能代偿。多数患者可完全恢复正常平衡状态。

七、前庭老化——老年性前庭病

王大妈今年 76 岁,一直以来性格开朗,身体也比较健康,前两年被诊断为糖尿病。每天除了按时吃降糖药,她都会出门买菜、散步,和邻居聊天,偶尔还和家人出去旅行。但是最近一两年,王大妈常感到头晕不适,昏昏沉沉,家人也发现她走路的时候不再和以往一样风风火火,而是有些步履蹒跚,有几次在家里摔倒,所幸都没有造成严重的后果。然而,在几次摔倒后,王大妈逐渐对出门产生了畏惧,经常好几天都不离开家,情绪也随之低落了不少。

家人带王大妈去医院就诊。医生通过床旁检查发现她的肢体运动正常,但是平衡控制能力的确有所减弱;动态平衡功能评估发现存在前庭感知功能障碍;头部 CT、MRI 等检查没有发现明显异常;前庭功能检查结果显示双侧前庭功能均存在轻度减退。医生说,王大妈一直头晕、容易跌倒很可能和老年性前庭病有关。

病根终于找到了,王大妈和家人都松了一口气。但是,这个以前从来没有听说过的病到底是怎么回事,王大妈是怎么得上的呢?

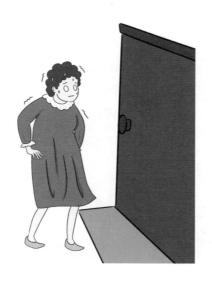

1. 什么是老年性前庭病

衰老相关前庭功能减退直到 2019 年才被正式命名为老年性前庭病,所以不仅是患者没有听说过,很多医生对这个病也在逐渐认识过程中。

内耳的前庭器官负责感知人体头部的运动和姿势,帮助保持运动、姿势的平衡以及视物稳定。随着年龄增长,

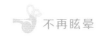

人的内耳细胞生理功能发生衰退,同时感染、炎症、缺血、耳毒性药物等有害因素的影响逐渐累积,导致前庭器官对平衡的感知功能发生渐进性减退。不同于其他前庭功能障碍疾病,由于老年性前庭病患者的前庭功能减弱是缓慢渐进的过程,因此患者没有明显的眩晕感,而是表现为慢性头晕、姿势不稳、步态紊乱和反复跌倒等。类似的衰老过程也发生在身体其他各个器官及系统中,老年人的平衡功能减弱常是多个因素作用的结果,不应简单片面地归因。头晕和平衡不稳可能对患者的正常生活和社交造成严重影响,导致活动受限,影响患者的情绪。另一方面,老年人的前庭损伤可能与认知功能减退相关,进一步导致患者不愿出门、不愿社交,需引起重视。

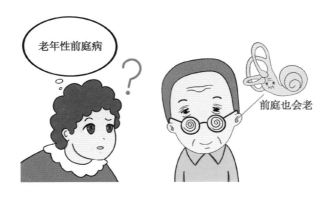

2. 如何诊断老年性前庭病

确诊老年性前庭病十分困难,目前的诊断标准是需要满足以下条件:

(1)慢性前庭综合征(也就是头晕、不稳的症状持续时间在 3 个月以上），并且至少满足以下症状中的 2 项：①姿势不平衡或不稳感；②步态障碍；③慢性头晕；④反复跌倒。

（2）经检查证实轻度双侧外周前庭功能减退，至少存在下列几项中的 1 项：①视频头脉冲试验检查双侧前庭眼反射（vestibulo-ocular reflex，VOR）增益均为 0.6~0.8；②转椅试验中正弦刺激下 VOR 增益为 0.1~0.3（0.1Hz，$V_{max}=50°/s~60°/s$）；③冷热试验双侧反应减低（每一侧的最大慢相角加速度之和为 6°/s~25°/s）。

（3）年龄≥60 岁。

（4）不能用其他疾病解释。

3. 老年性前庭病如何治疗

衰老导致的问题是不是就没有好的治疗方法呢？

虽然目前还没有方法可以逆转年龄相关前庭功能减退，但是可以通过很多方法改善症状，降低跌倒风险。同时，患者需要对其他有可能影响平衡的健康问题（如视觉异常、营养不良、双下肢肌肉力量减弱、骨关节问题）等进行针对性的治疗。

（1）早期开始并坚持前庭康复训练可以帮助患者形成感觉和行为替代，改善相关症状。前庭康复应在专业的康复治疗师指导下进行，针对患者病情、症状和耐受能力制订个性化康复方案。

（2）规律的体力活动有利于提高肌力、骨量、协调性、柔韧度，减少跌倒及跌倒后骨折等损伤的发生风险。

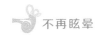

（3）存在平衡障碍的患者需要谨慎使用抑制前庭功能的药物。例如，老年人常用的安眠药中许多都对前庭有抑制效果，可能加重患者的头晕和不稳感，不利于形成功能代偿，长此以往将显著增加发生跌倒损伤的风险。

4. 老年性前庭病患者如何预防跌倒

研究发现，一半以上的跌倒发生在家中。下面一些普遍适用的方法可以用来预防跌倒：

（1）选择适合老年人的防滑鞋袜。

（2）家中地面选择防滑地板，楼梯等易滑倒处可设置防滑条。避免有明显凸出的门槛。若使用地毯，需要牢固地固定于地面，防滑，且厚度适宜（避免绊倒），避免过于蓬松柔软。如果有水、油洒在地面上，须及时清理。行经处避免有电线等各种障碍物。

（3）家中（特别是浴室、马桶旁）设置扶手，在浴室使用防滑垫及坐浴椅。

（4）家中照明须适宜，避免过亮或过暗，在卧室及走廊安装夜灯。

（5）必要时使用手杖、助行器等辅助工具。

八、黑暗环境、不平路面走不稳——双侧前庭病

吴大爷 70 岁，年轻时患有肺结核，曾用链霉素治疗。他平素爱好运动，但近几年常觉走路不稳，走路时感到身边环境有晃动、虚幻感，夜间起床上厕所时不稳感尤其明显，摔倒数次。

1. 什么是双侧前庭病

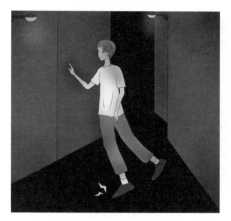

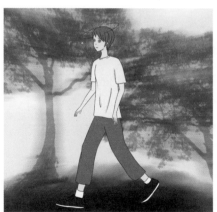

双侧前庭病（bilateral vestibulopathy，BVP）由双侧前庭或其传导通路受损所致，以站立或步态不稳为主要特点，在头部运动、黑暗环境和 / 或地面不平时不稳症状加重，静立、躺卧时无症状，常伴有空间定向障碍和空间记忆困难。

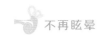

双侧前庭病可以分为原发性和继发性。原发性双侧前庭病病因不明,约占 1/2。继发性双侧前庭病可由多种因素引起,最常见的病因是老化、神经耳毒性、双侧梅尼埃病、脑膜炎后遗症、内耳自身免疫性疾病等。

正常人随着年龄增长,前庭毛细胞(用来感受头部运动)逐步减少或衰老,至 80 岁时,30%~50% 的前庭毛细胞和前庭神经纤维丧失,只要不合并其他影响平衡控制的疾病,这样的损失并不影响日常生活。若同时发生视觉或深感觉的问题(如有糖尿病足),走路不稳的表现就会十分明显。

氨基糖苷类抗生素,如链霉素、庆大霉素等是引起神经耳毒性的常见药物。

2. 如何诊断双侧前庭病

诊断双侧前庭病需要排除中枢病变,结合病史及多项前庭功能检查的结果,综合分析。常用检查如下:

(1)头脉冲试验:典型结果是双侧半规管增益下降,伴有扫视波。

(2)冷热试验:表现为双侧反应减弱。

(3)动态视力检查:反映在头动的同时读出正常视力表的能力。具体检查方法为:患者完成静态视力检查后,检查者用手以 2Hz 的频率水平或垂直摇动患者的头,在此过程中患者读视力表,如果视力比静止时下降两行,则考虑有前庭 - 眼动反射功能减退。动态视力下降可导致头在加速运动时视觉影像不能稳定在视网膜上。

（4）Romberg 试验：双脚并拢，站于地面，睁眼时无摇晃，闭眼时摇晃明显；或闭眼站在海绵垫上摇晃明显。

3. 双侧前庭病如何治疗

对于双侧前庭病患者，首先要积极寻找病因，及时去除病因或治疗原发病，有助于控制疾病进展。由药物引起者应及时停药。

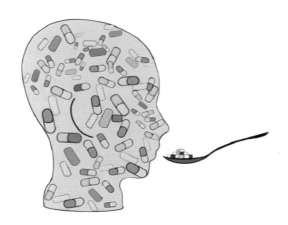

但是，目前临床上很多患者确诊较晚，且找不到确切病因，对于这类患者的主要治疗方法是前庭康复锻炼。多数患者经过 8~12 周的锻炼，可得到较明显的改善。恢复程度与年龄有关，年龄大恢复较差。在未来，随着技术的进步，可能有人工前庭植入来替代缺失的前庭功能，其工作原理类似于人工耳蜗。

由于空间定向和空间记忆较差，双侧前庭病患者应避免游泳、潜水、攀高，不要一个人开车。此外，居家环境要做好夜间照明。对于有明显走路不稳表现者，在不

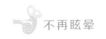

平的地面行走时，鼓励其使用拐杖，以提供额外的本体感觉信息。

九、儿童反复晕——儿童良性发作性眩晕

小明今年 10 岁，上四年级，2 年前首次发生眩晕，持续约 1 小时，发作时眼前景物由左向右移动，伴恶心、呕吐。之后，小明陆续发作过 4 次，每次症状类似，持续时间从数秒到数小时不等。家长带小明到各大医院就诊，做了颅脑 CT、磁共振成像、脑电图、血液检查等多项检查，都未见异常。

1. 引起儿童眩晕的最常见原因是什么

儿童眩晕症的发病率总体低于成年人，但由于表达能力欠缺或对眩晕感的理解错误，造成诊疗困难。报道显示，儿童眩晕的首位原因是儿童良性发作性眩晕，其次为前庭性偏头痛和头部外伤；中耳炎和中耳积液也可导致儿童眩晕，患儿会同时有听力下降、耳闷、耳痛等症状。

2. 什么是儿童良性发作性眩晕

病因目前尚不清楚，多数患儿有偏头痛家族史。特点为突然发作的、短暂的(数秒至数小时)旋转性眩晕，与体位和头位变化无关。发作时多伴有恶心、呕吐、出冷汗、面色苍白、恐惧、姿势不平衡、眼震(眼睛不由自主地快速摆动)，不伴意识障碍。发作没有预知性，可自行缓解，发作间期患儿完全正常。部分患儿发作有明确诱因，如考试、课业负担重、疲劳、气候改变、交通、亮光、睡眠不足等，但大

部分患儿发作诱因不明。

儿童良性发作性眩晕的发病高峰年龄为 2~4 岁和 7~11 岁,女孩多见,发作持续时间从 1 分钟到 3 天不等,发作频率差异很大,常在 8~10 岁后自然消失。部分患儿在青春期后发展为前庭性偏头痛。

3. 儿童良性阵发性眩晕如何治疗

目前未发现治疗儿童良性阵发性眩晕的特异性药物。2017 年,在《新英格兰医学杂志》发表的一篇随机双盲对照研究发现,在 6 个月针对儿童和青少年偏头痛治疗的临床试验中,阿米替林、托吡酯与安慰剂之间没有明显差异,也就是治疗无效。

一般的处理措施是观察、对症(如止晕、止吐)处理和前庭康复训练。对于部分因学习压力长期反复发作的患儿,可适当给予镇静安神、抗偏头痛、抗焦虑、心理疏导等治疗。

注意事项:饮食上避免吃加工和发酵类食品(如陈年奶酪、巧克力、酸奶)、坚果和过多调味品,忌喝各类饮料。其他措施还有控制体重,减少接触电子产品,保证充足的睡眠,规律地进行有氧运动,注意天气变化,调整心态。

十、反复阵发短暂性眩晕,可能是前庭阵发症

吴女士近几年时不时发生眩晕,每次持续数秒,多的时候一天发生十多次,每次的症状都一样,晕过恢复后就没事了,去医院就诊了好多次也没有找到原因,十分苦恼。最近一次就诊时,医生在看了吴女士的 MRI 报告后,认为她可能是患了前庭阵发症。

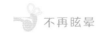

1. 什么是前庭阵发症

前庭阵发症的主要表现是短暂性、频繁发作的眩晕，部分患者合并走路不稳和单侧耳鸣、耳周麻木；推测是由于第Ⅷ对脑神经与血管交互压迫，造成神经脱髓鞘所致。髓鞘本是包绕在神经外面的一层膜，起到类似电线绝缘层作用。脱髓鞘就是外膜破裂或撕脱，神经失去保护，在这种情况下就会发生"漏电"，产生异常神经冲动。但是，并不是所有患者都能从影像学（头颅MRI）上找到神经与血管压迫的表现，还有一些人即便发现有神经与血管压迫，却没有症状。因此，本病仍存在一定的争议。

2. 如何诊断前庭阵发症

直至1994年，前庭阵发症才被正式命名，其诊断主要依靠症状。前庭阵发症又分为确定的前庭阵发症和可疑的前庭阵发症。

确定的前庭阵发症诊断标准：至少10次眩晕发作；每次发作时间小于1分钟；每次发作的症状都相似；服用卡马西平或奥卡西平有效；排除其他疾病或无法用其他疾病解释。

可疑的前庭阵发症诊断标准：至少5次眩晕发作；每次发作时间小于5分钟；没有诱因或在某些头部运动时发生；每次发作的症状都相似；排除其他疾病或无法用其他疾病解释。

3. 如何治疗前庭阵发症

对于前庭阵发症，主要采用药物治疗，常选用卡马西平、奥卡西平、加巴喷丁等。大多数患者服药后症状逐渐减少或停止。对于用药无效的顽固性发作患者,或者不能耐受药物不良反应或严重药物过敏者,可采用微血管减压手术。发作严重时,宜卧床休息,改变体位时注意动作轻缓,不要过快过猛。

十一、听到喇叭响就晕——前半规管裂

小Ａ近两年经常在听到汽车喇叭响时感到眩晕,偶尔安静时感觉能听到自己心跳和眼球转动的声音,十分害怕,四处求医。经耳部CT检查后,医生考虑小Ａ患的是前半规管裂。

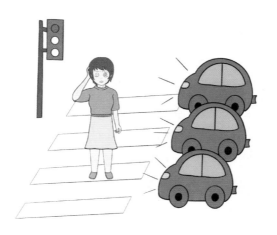

1. 什么是前半规管裂

前半规管裂是指前骨半规管骨壁的先天性或后天性骨质缺损,常出现眩晕、不稳感、听觉过敏、自声增强、耳聋、搏动性耳鸣和耳闷等症状。

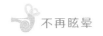

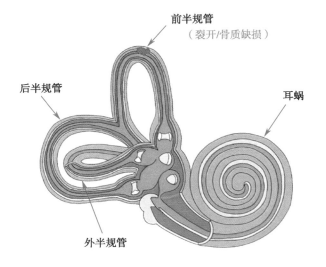

（1）听觉过敏与自声增强:约 1/4 的患者诉有骨导听觉过敏相关症状,多表现为自声增强,即可能听到自己眼睛运动的声音、心跳声、关节活动声等声音。

（2）听力减退:表现为低频传导性、感音神经性、混合性听力减退。一些患者尚可有耳闷胀感。

（3）眩晕与眼震:多数患者可有前庭症状,如慢性平衡障碍和眩晕。部分患者会出现站立不稳,易倾倒。眩晕可呈发作性,可由强声刺激诱发。有些患者明显不能耐受外界环境噪声。强声刺激不仅可诱发眩晕症状,还可诱发眼震,即出现所谓的 Tullio 现象。患者还常出现强声刺激诱发的失衡或视物晃动、视野偏斜等症状,症状可反复发生,持续时间较短暂。眩晕与眼震也可由中耳或颅内压力增加(如屏气用力、咳嗽、打喷嚏、擤鼻涕、捏鼻鼓气)所诱发。

2. 前半规管裂如何治疗

前半规管裂的治疗选择取决于症状严重程度，如果仅有偶发症状或症状较轻微，可采取保守治疗。症状较重，影响正常学习、工作和生活者可考虑手术治疗。但是，儿童选择手术治疗应慎重。3 岁以下儿童的前骨半规管可能仍处于发育过程中，应予以观察及保守治疗，包括试配助听器。双侧前半规管裂在选择手术治疗时，应先选择有症状一侧或症状较重一侧手术。

第三章

眩晕相关检查项目

一、位置试验

1. 什么是位置试验

位置试验,顾名思义,就是当患者头位改变时,检查其是否会出现眼震。当怀疑良性位置性眩晕(即俗称的耳石症)时,医生会要求患者做此项检查。

2. 位置试验怎么做

目前临床上常用的两种方法为 Dix-Hallpike 试验和滚转试验。

(1) Dix-Hallpike 试验:首先让患者坐在检查床上,头转向一侧 45°,并帮助其快速躺下。此时患者的头会悬在床边,与水平面成 30°~40°夹角。观察 30 秒看有无眼震和眩晕,眼震消失后扶患者坐起。用相同手法检查对侧。

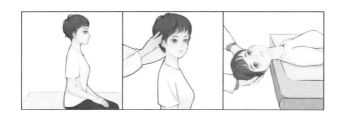

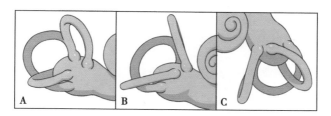

Dix-Hallpike 试验

（2）滚转试验：首先让患者坐在检查床上，在医生帮助下缓慢平卧，然后头向一侧快速转动，保持 1 分钟。医生会观察患者是否出现典型的眼震。等眼震和眩晕消失后，医生帮助患者恢复头正中位。用相同手法检查对侧。

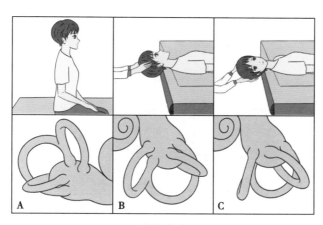

滚转试验

3. 两种试验都要做吗

通常来说，Dix-Hallpike 试验主要用来诊断后半规管型耳石症或前半规管型耳石症；滚转试验主要用来诊断外

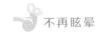

半规管型耳石症。为防止漏诊、误诊,临床上医生一般两种试验都会做,而且可能需要重复测试。

4. 检查前需要做哪些准备

(1)患者检查前不要吃太多,以防出现恶心、呕吐等反应。

(2)患者在检查过程中可能会出现一过性眩晕,须做好心理准备,但也不必过于紧张。

5. 检查过程中患者应如何配合

(1)患者在任何体位都应尽量保持眼睛睁开,平视正前方,方便医生观察眼震的方向、强度和持续时间等。

(2)患者在检查过程中,如果出现眩晕,应告诉医生,并告知眩晕的程度是否有变化。

6. 哪些人不适合进行位置试验

对于有严重颈部和背部疾病、动脉血供异常、活动性心脏病、头面部整形以及活动受限、无法配合的患者,不建议进行该项检查。

7. 怎么看位置试验的结果

正常人进行 Dix-Hallpike 试验和滚转试验时,在任何体位都不会出现旋转性眼震和眩晕。倘若出现,医生会根据所观察到的眼震方向、类型、强度、潜伏期、持续时间、疲劳性和眩晕程度等综合分析,判断是否为典型耳石症。如果是的话,患者也不必过于担忧,耳石症本身有一定的自愈性,复位治疗的效果也很好。

二、听力检查

1. 什么是听力检查

眩晕患者去医院就诊时,医生常会让其检查听力。到底什么是听力检查呢? 听力检查又称纯音听阈测试,可以用来检测患者在不同频率的听敏度,判断其有无听力下降以及耳聋的类型和程度。

2. 诊治眩晕为什么要检查听力

这跟耳朵的解剖结构有关。内耳中感受"声音"的听神经和感受"平衡"的前庭神经是一对好邻居,其中一个出了问题,另一个也很可能会受影响。因此,对于眩晕发作患者,医生一般会通过听力检查进行初步判断。听力检查不仅能反映听力是否下降,还能提示听力下降的程度和性质,对于眩晕的诊断很有帮助,所以听力检查是非常有用、重要的。

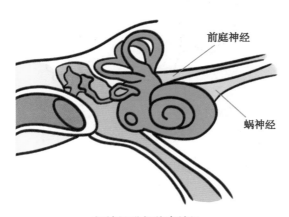

蜗神经毗邻前庭神经

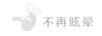

3. 听力检查怎么做

首先,患者进入一个隔音的小房间。医生在讲解完测试要求后为患者戴上特制的耳机,然后开始一侧耳朵的测试。医生用听力计发出不同频率和不同强度的声音,患者需要在听到声音后做出回应,如按下按钮、举手示意等。之后,用同样的方法测试另一侧耳朵。最后,医生根据患者的反应绘制完整的听力图。

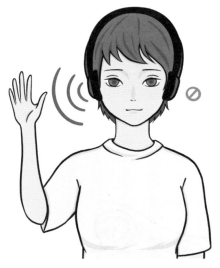

患者在做听力检查

4. 患者在做听力检查前和过程中需要做什么

如果患者正在使用耳机、助听器等用品,检查前要取下。

检查过程中,患者应保持注意力集中,不管声音多小,一旦听到声音马上做出回应,以尽量保证检查结果的准确性。

5. 怎么看听力检查的结果

在听力检查报告单中,听力图的横坐标是医生给声的频率,纵坐标代表被测试者在每个频率能听到的最小声音,也称听力阈值(简称"听阈")。听阈越小,被测试者的听力越好。

根据 2021 年世界卫生组织听力损失分级标准,正常人的听力阈值应当<20dB HL,通常以听力较好耳在 500Hz、1kHz、2kHz、4kHz 的听阈均值来对听力损失的严重程度进行分级,具体见表 3-1。

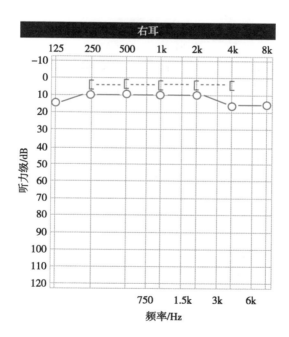

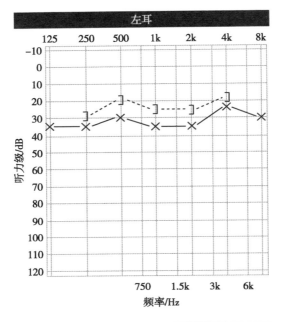

图示患者的右耳听力较好(正常),左耳听力稍差。

表 3-1　世界卫生组织听力损失分级标准

分级	好耳听力阈值 /dB	多数成年人在安静环境的听力体验	多数成年人在噪声环境的听力体验
正常听力	< 20	听声音没有问题	听声音没有或几乎没有问题

分级	好耳听力阈值 /dB	多数成年人在安静环境的听力体验	多数成年人在噪声环境的听力体验
轻度听力损失	20~ < 35	谈话没有问题	可能听不清谈话声
中度听力损失	35~ < 50	可能听不清谈话声	在谈话中有困难
中重度听力损失	50~ < 65	在谈话中有困难,提高音量后可以正常交流	大部分谈话都很困难
重度听力损失	65~ < 80	谈话中大部分内容听不到,即便提高音量也不能改善	参与谈话非常困难
极重度听力损失	80~ < 95	听到声音极度困难	听不到谈话声
完全听力损失 /全聋	≥ 95	听不到言语声和大部分环境声	听不到言语声和大部分环境声
单侧聋	好耳< 20差耳≥ 35	除非声音靠近较好的耳朵,否则不会听到声音;可能存在声源定位困难	可能在言语声、对话中和声源定位存在困难

三、冷热试验

1. 什么是冷热试验

冷热试验是最古老、最经典的前庭功能检查。简单来说,冷热试验就是分别给外耳道冷、热刺激,通过温度变化刺激内耳,从而诱发眼震,根据诱发眼震的特点评价双侧外半规管的功能。

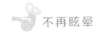

2. 冷热试验到底有多冷、有多热

目前,临床上冷热试验常用水和气两种介质。如果灌注的是水,一般冷水温度为 30℃,热水温度为 44℃;如果灌注的是空气,一般冷气温度为 24℃,热气温度为 50℃。

3. 冷热试验的基本测试过程是怎样的

进行冷热刺激前,医生会先检查患者的外耳道与鼓膜,确认无中耳炎、鼓膜穿孔以及耵聍阻塞等情况。之后向患者的左右耳分别灌注冷、热水或冷、热气,总共 4 次。患者在测试期间,如果感觉眩晕,是正常的,不必过分担忧。每次眩晕的时间不会很久(持续 2~3 分钟),充气(水)停止后晕感就会慢慢消失。

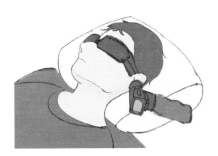

患者做冷热试验

4. 患者在检查前需要做哪些准备

(1)由于检查过程可能会引起眩晕,为避免出现呕吐,患者在检查前不能吃得过饱。

(2)检查前需要对瞳孔进行定标,所以患者眼部不可以带妆,美瞳、假睫毛要取下。

（3）患者在检查前 48 小时内不能服用前庭抑制剂或中枢神经系统作用药物，也不能喝酒、浓茶和咖啡等饮料。

（4）保持患者外耳道通畅，如果有盯聍阻塞，可先进行外耳道冲洗。

（5）患者在检查前须保持充足的睡眠，以免在检查时困倦。

5. 在检查过程中患者应如何配合

（1）检查时，患者要保持仰卧位，头部抬高 30°。

（2）每次灌注后须记录眼震，患者需要睁眼平视前方，不可频繁眨眼。

（3）检查过程中，患者应集中注意力，始终保持清醒状态，否则会影响结果的准确性。

6. 哪些人不适合进行冷热试验

（1）有外耳道炎和鼓膜穿孔的患者只能做灌注冷热空气的温度试验。

（2）眩晕发作急性期的患者可能难以耐受试验过程，建议择期进行。

（3）有严重心脑血管疾病、中枢神经系统疾病以及配合困难的患者，不建议做该项检查。

7. 怎么看冷热试验的结果

冷热试验的评价指标主要有两个：单侧反应减退（unilateral weakness，UW）值和优势偏向（directional preponderance，DP）值。了解了它们的临床意义和正常值范围，解读冷热试验的报告单也就不难了。

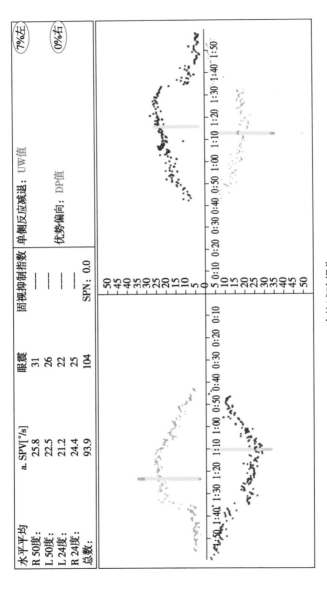

冷热试验报告

（1）UW 值：一般正常值≤25%。通过 UW 值可以判断患者是否存在一侧外半规管功能减弱，如果 UW 值增大，一般考虑一侧外周前庭功能受损。

（2）DP 值：用于比较左向、右向眼震哪方更占优势，一般正常值≤30%。目前，DP 值的临床意义还不十分明确，外周或中枢性病变的患者都可能出现 DP 值异常。

四、平衡功能检查

1. 人体如何维持平衡

日常生活中，站立、行走等动作看似非常简单，实则都需要良好的平衡功能。平衡功能差就容易站不稳、走路不稳，甚至可能发生摔跤。人体平衡的维持主要依靠"平衡三联"——本体觉、视觉、前庭觉三大感觉系统。三者相互作用、相互协调，才能保持人体平衡。

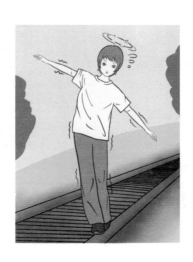

2. 平衡能力分类

平衡能力可以分为静态平衡、动态平衡和他态平衡能力 3 种。静态平衡是指保持不动的状态下,如站姿或坐姿,身体维持平衡的能力;动态平衡能力是指在自身运动或受外力影响时,身体自动调整维持姿势稳定的能力,也称为主动平衡能力,是最重要的平衡功能;他态平衡是指人体在受到外界施力,如被推搡、拖拉、拽动时,为维持自身姿势平衡所做出的反应。

3. 平衡功能检查怎么做

目前常用的动态平衡功能检查是感觉统合测试(sensory organization test,SOT)。简单来说,SOT 就是通过外力干扰信息输入,考察患者保持平衡的能力,并可识别出发生问题的具体感觉系统。

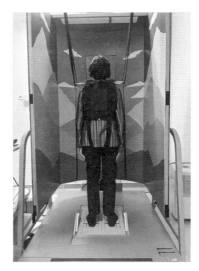

测试前,患者需要穿上安全小马甲,赤脚站立于平衡台上。之后,会进行 6 种不同条件的测试,通过晃动台面、睁眼、闭眼等指令进行干扰,每项测试做 3 次,每次 20 秒。具体见表 3-2。

患者穿着小马甲在
平衡台做检查

表 3-2　SOT 测试状态及其要求

测试状态	检测条件	患者要求
SOT 1	力平台和视屏不动	睁眼站立
SOT 2	力平台和视屏不动	闭眼站立
SOT 3	力平台不动和视屏随动	睁眼站立
SOT 4	力平台随动和视屏不动	睁眼站立
SOT 5	力平台随动和视屏不动	闭眼站立
SOT 6	力平台随动和视屏随动	睁眼站立

4. 检查不可怕，心态很重要

很多患者在检查前会很紧张，担心眩晕发作甚至摔倒，过于紧张的心理可能直接影响平衡能力，间接影响测试结果。其实，测试前穿戴的小马甲能起到很好的防护作用。在整个检查过程中，医生会时刻关注患者的情况，必要时会立刻终止检查的。因此，患者大可放心。

5. 患者应如何配合检查

（1）测试前，患者需要告诉医生尽量准确的身高和年龄，偏差大可能会直接影响检查结果。

（2）测试过程中，患者需要根据口令睁眼或闭眼，排除视觉和平板的任何干扰，尽可能地维持平衡。

6. 哪些人不适合进行感觉统合测试

（1）对于近 1 年内有关节置换术、颈椎或腰椎手术史

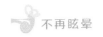

或严重的骨关节病患者,不建议做该项检查。

(2)眩晕发作急性期患者由于身体不适,可能难以耐受测试,可以择期进行。

7. 怎么看感觉统合测试的结果

患者的平衡功能主要通过感觉统合测试报告单中的 5 个指标来评判。

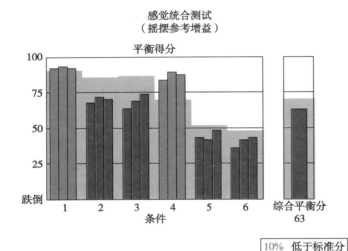

感觉统合测试
（摇摆参考增益）

平衡得分

跌倒

条件

综合平衡分
63

10%　低于标准分

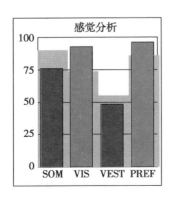

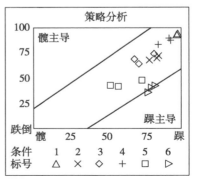

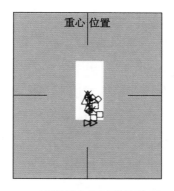

感觉统合测试检查结果

感觉统合测试（SOT）的结果以直方图的形式呈现，紫色表示正常范围参考值，绿色条柱表示正常，红色表示异常。SOM 表示本体觉；VIS 表示视觉；VEST 表示前庭觉；PREF 表示视觉依赖。综合平衡分反映患者的总体平衡水平，超过 70 分可认为总体平衡功能良好。

策略分析：用于检测患者在测试中保持姿态稳定所采取的策略。正常情况下人主要采用踝关节策略保持平衡，当平衡不稳时则会靠髋关节移动来维持平衡。

重心位置队列：表明患者 SOT 每种状态测试时的重心位置与支撑面中心的距离，正常情况下重心应在支撑面中心附近，即图中的白框内。

五、前庭诱发肌源性电位检查

1. 什么是前庭诱发肌源性电位检查

前庭诱发肌源性电位（VEMP）检查是一种评价前庭系统中球囊、椭圆囊功能以及前庭神经传导通路的客观检

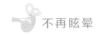

查方法。

　　此处所说的"电位"并非电疗检查,而是检查者使用一个简易传声筒,在听筒一端给出声音刺激,这个刺激通过前庭神经引发颈部肌肉或眼周肌肉的电生理反应,如果能记录到这个反应,说明这条神经通路的功能是完好的。

　　电极片贴到颈部皮肤上,是做颈性前庭诱发肌源性电位(cervical VEMP,cVEMP);电极片贴到眼部周围,是做眼性前庭诱发肌源性电位(ocular VEMP,oVEMP)。通常,同时进行 cVEMP 和 oVEMP 检查,正常情况下两侧前庭具有对称性。

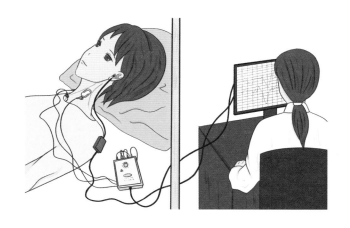

2. 为什么要做前庭诱发肌源性电位检查

　　传统的前庭功能检查方法包括冷热试验、转椅试验、甩头试验等,而 VEMP 检查作为一种非传统检查方法,为什么也需要做呢?

VEMP 检查是一种客观、无创的电生理检查方法，可以间接反映前庭神经的功能，结合转椅试验、冷热试验等可以更好地对疾病进行定位、定侧诊断。

3. 患者在检查前需要做哪些准备

（1）酒精在体内需要至少 24 小时才能完全代谢，为了避免饮酒可能造成的结果干扰，检查前 48 小时内不要喝酒。

（2）存在脊髓损伤、肌肉萎缩或正在使用肌肉松弛药、体重过重等情况的人不适合进行 VEMP 检查，应在就诊时向医生说明以便选择更优的检查方式。

（3）化妆品会增加皮肤阻抗，对放置电极和最终结果都存在影响，所以患者在检查当日不宜化妆。

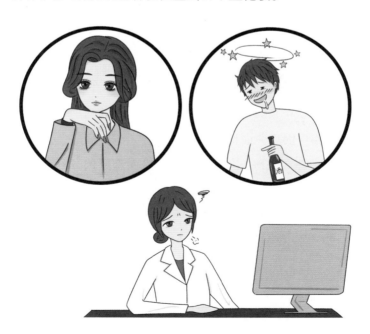

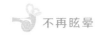

4. VEMP 的基本检查流程

（1）患者进入 VEMP 检查专用隔音房间，进行电极导联准备：用 95% 乙醇和磨砂片清洁局部皮肤，以降低皮肤电阻。磨砂片在擦皮肤的过程中会造成轻度疼痛（基本可以忍受）。

（2）佩戴给声耳机、粘贴电极片：做 cVEMP 时，记录电极置于颈部胸锁乳突肌；做 oVEMP 时，记录电极置于眼睑中央下方 1cm 处。

（3）指导患者摆放体位及维持肌肉紧张度：①做 cVEMP 时患者取仰卧位，听到声音时把头部抬高，看脚尖方向，约与水平面成 30°夹角，直到声音消失才能躺下；②做 oVEMP 时，患者听到声音将眼睛用力盯住头顶上方 30°方向，直到声音消失才能休息。

5. 在检查中患者应如何配合

（1）cVEMP 反应幅度直接受胸锁乳突肌紧张程度的影响，所以检查时应尽量确保患者每次抬颈时肌紧张程度一致，不可因疲劳而擅自放松。

（2）在 oVEMP 检查过程中放松面部肌肉，不要眨眼、说话或咬合下颌，眼睛盯住头顶上方 30°方向时应保持头部不动，不要抬下颌。

6. 怎么看 VEMP 检查结果

检查报告主要看能否引出规律的波形，VEMP 典型波形如图所示。

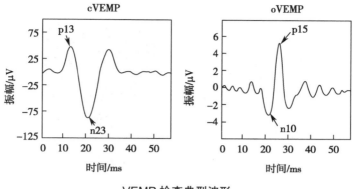

VEMP 检查典型波形

六、视频头脉冲试验

1. 什么是视频头脉冲试验

人体负责感受旋转运动的器官由 3 个相互垂直的 C 形管道组成,即半规管。视频头脉冲试验(vHIT)采用摄像系统和传感器分别记录眼动和头动,通过快速转动患者的头部可以测试每个半规管的高频功能。

2. 视频头脉冲试验的基本测试过程是怎样的

首先,患者会被要求戴上一个特制的眼罩,其内置的高清摄像头可以记录头动过程中的眼球运动轨迹。然后,患者可以选择一个舒服的坐姿坐好后保持不动,眼睛盯住正前方的一个靶点,保持放松状态。接下来,医生会用手快速、小幅度(10°~20°)地转动患者的头,并会密切关注眼球运动,直至检查结束。

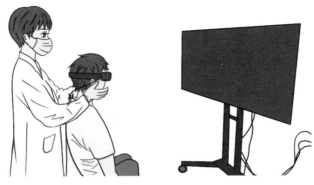

视频头脉冲试验操作

3. 检查过程中患者应如何配合

在此过程中,患者只需将眼睛尽可能睁大,将摄像头可识别的"黑眼球"完全暴露出来,并且紧紧盯住视靶。这是保证检查报告准确的关键所在。

4. 哪些人不适合进行视频头脉冲试验

(1)严重的颈椎病患者不建议做该项检查。

(2)眩晕发作急性期的患者可以在症状缓解后,再进行检查。

5. 怎么看视频头脉冲试验的结果

vHIT 结果中主要需要关注 VOR 增益和扫视这两个指标。VOR 增益反映了眼动与头动的一致性,增益越接近 1,说明二者一致性越高。正常情况下,患者的眼球运动曲线平滑,增益接近 1。在不同半规管平面进行视频头脉冲试验时,患者的视线应该始终保持在一个固定的视角。如果不能很好地保持,眼速低于头速,就会出现眼球扫视,常提示有病变。

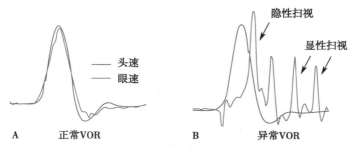

正常 VOR 表现（A）和异常 VOR 伴隐性、显性扫视（B）

七、转椅试验

1. 什么是转椅试验

转椅试验又称旋转试验,其过程如下:被检查者坐在特制的转椅上,转椅以一定速度旋转,旋转过程中,被检查者内耳和视觉系统的信号将被不断刺激,大脑必须处理这些信息来保持平衡。在检查过程中,被试者的眼球运动会被记录下来。这些观察结果可以提供关于平衡系统功能的重要线索。

转椅试验是采用低频刺激被试者两侧内耳外半规管,绝大部分人是可以耐受的。试验原理有点复杂,通俗地讲就是,人的耳朵里有淋巴液(好比两瓶矿泉水),通过晃动使内淋巴液(也就是瓶子里的水)流动以刺激壶腹嵴诱发眼球运动,根据眼球运动的特点来评判前庭功能状态。

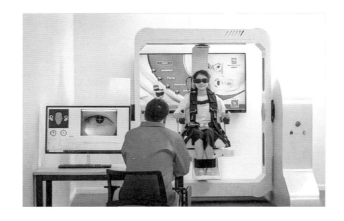

中频到高频(2~6Hz)最接近人日常头动的频率,而前庭功能损伤最容易出现在低频部分,转椅试验测试的频率范围为 0.01~0.64Hz,因此具有临床诊断参考价值。

转椅试验的另一个优势是刺激小,不容易产生恶心、呕吐等不适,被试者(尤其是儿童)容易接受。对于不能配合温度试验的患者,可采用转椅试验。

2. 转椅试验是怎么做的

被试者戴特制眼罩坐在转椅上。别小看这个看似普通的眼罩,它拥有高清红外摄像头,可采集并放大肉眼难以察觉的细微眼球运动,可以很清晰地记录下眼动变化,通过计算机精确计算分析得出相关数据,为临床医生提供疾病诊断的可靠依据。在确保安全带固定住被试者身体和腿部之后,医生指示被试者将头前倾30°,并用固定夹固定,之后开始测试。测试会按照不同的刺激模式,时而顺时针,时而逆时针,时而双侧摆动,时而加速,时而减速,或者骤然停止。被试者只需要睁大眼睛,朝前看就可以了。

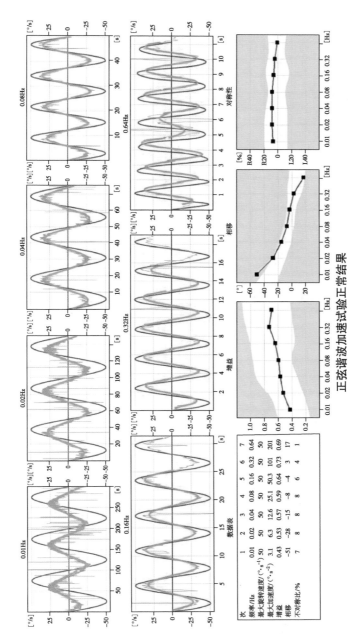

正弦谐波加速试验正常结果

白色区域是正常值的范围。各频率对应的黑点都落在了白色区域里面，表示增益、相移、对称性都是正常的。

不再眩晕

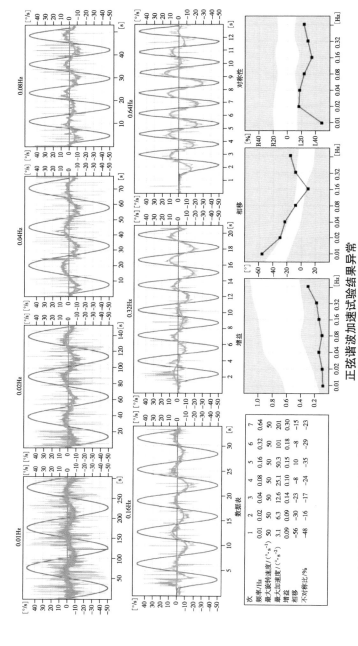

正弦谐波加速度试验结果异常

各频率对应的黑点落在灰色区域，表示增益降低，相移提前，对称性偏左，提示患者左侧或双侧外半规管功能降低可能。

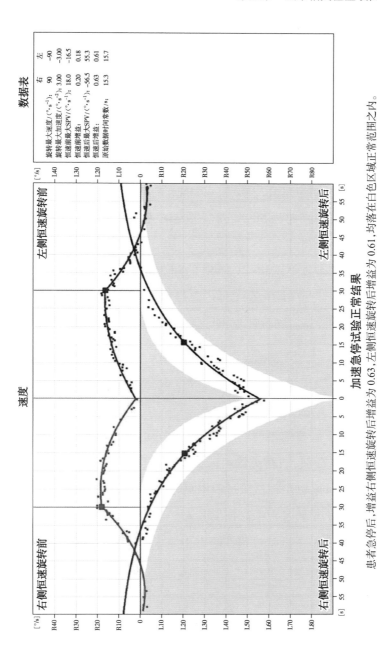

数据表

	右	左
旋转最大速度/(°·s⁻¹):	90	−90
旋转前最大加速度/(°·s⁻²):	3.00	−3.00
恒速前增益:	18.0	−16.5
恒速后最大SPV/(°·s⁻¹):	0.20	0.18
恒速后最大SPV/(°·s⁻¹):	−56.5	55.3
恒速后增益:	0.63	0.61
原始数据时间常数/s:	15.3	15.7

加速急停试验正常结果

患者急停后，增益右侧恒速旋转后增益为 0.63，左侧恒速旋转后增益为 0.61，均落在白色区域正常范围之内。

77

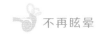

旋转试验常见的刺激模式有很多,如恒定加速试验、正弦加速试验、正弦谐波加速试验(正弦谐波模式)、加速急停试验(阶跃模式)等,其中临床较为常用的模式是正弦谐波加速试验和加速急停试验。

正弦谐波加速试验(sinusoidal harmonic acceleration test,SHAT):是一组频率倍增(频率为 0.01Hz、0.02Hz、0.04Hz、0.08Hz、0.16Hz、0.32Hz 和 0.64Hz)的正弦摆动试验,各频率采用的峰速为 $50°/s$,主要报告参数有增益、相移、不对称比。

加速急停试验:以 $3°/S^2$ 的加速度逐渐加速到 $90°/s^2$,恒速旋转 60 秒后,在 1 秒内急停,观察并记录旋转停止后的眼震特点。顺时针、逆时针各旋转 1 次。

3. 患者应该如何配合完成转椅试验

一般来说,绝大多数人都可以顺利配合完成转椅试验。以下是注意事项:

(1)检查前不要剧烈运动。48 小时内禁忌服用神经镇静或兴奋剂、酒精类饮料。试验时不需要空腹,但也不要吃得太饱,以免在试验过程中呕吐。

(2)试验过程中必须绑紧安全带,勿将手伸出。

(3)整个试验过程在暗室中完成,戴上眼罩,如果发现有漏光,应及时提醒医生调整好眼罩,以免影响试验结果的准确性。

(4)该试验时间较长,被试者可能会困倦,甚至会睡着。试验前一天应保证充分休息,试验过程中须保持警醒状态,全程睁大眼睛,看向前方,不要频繁眨眼或闭眼。

(5)试验结束后摘下眼罩,因为长时间处于暗室,会不适应明亮环境,可先闭一会眼睛,休息一下再离开。

八、直立性血压检查

1. 为什么要做直立性血压检查

有人可能不理解诊治眩晕为什么要做直立性血压检查,难道血压波动会引起眩晕吗?确实如此。正常情况下,人体的血压变化在自动调节范围内(通常收缩压80~150mmHg),脑血流量不会受影响。如果血压下降严重,大脑的自我调节机制失效,就会出现大脑低灌注,从而产生头晕/眩晕的感觉。所以当患者去医院就诊时,如果主诉自己从坐着/躺着/蹲着到站立位时经常会出现头晕、不稳或眩晕等症状,医生通常就会考虑是否为直立性低血压引起的头晕,并会给患者做直立性血压检查。

2. 直立性血压检查怎么做

开始检查前,患者先静坐 5~10 分钟,之后平躺在治疗床上,医生测量 1 次血压,然后让患者站起,再次测量 1 次血压。每间隔 1 分钟重复测量 1 次,一般共测量 3 次。

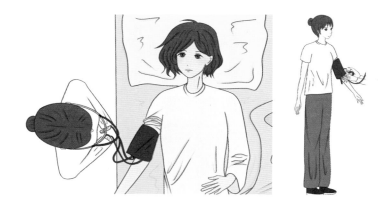

3. 如何判定是不是直立性低血压

目前认为,在站立或被动站立(即直立倾斜试验)3分钟内,如果收缩压下降≥20mmHg 或舒张压下降≥10mmHg,就可判定为直立性低血压。

4. 发生直立性低血压一定会晕吗

不一定。多数直立性低血压患者从蹲位或卧位到直立位时,会出现眼前发黑、头晕、眩晕、站立不稳等症状,类似晕厥前的表现,但也有部分患者虽然符合直立性低血压的诊断标准,却未出现症状。无症状者也不能掉以轻心,同样要密切观察血压变化,平时转变体位、长时间站立时要多加小心。

5. 患者在检查前需要做哪些准备

(1)检查前2小时内尽量不要用餐,以免与餐后低血压相混淆。

(2)检查前半小时内不做剧烈运动。

6. 患者在检查过程中应如何配合

患者在检查过程中要保持心态平稳、放松；如果出现站立不稳、视物模糊、头晕目眩等情况，要及时告知医生。

7. 怎样预防直立性低血压的发生？

（1）变换体位时动作一定要缓慢。早晨起床时可以先在床沿坐一会儿再下床。

（2）选择穿合适的弹力袜。

（3）吃饭注意少食多餐，不要饮酒。

（4）避免过度劳累。

（5）不要长时间处于闷热或高温环境中，洗澡时水温不能过热。

九、影像学检查

1. 什么是影像学检查，眩晕患者为什么要做影像学检查

影像学检查是指通过各类影像设备对人体不同组织器官进行成像，以显示检查部位脏器的结构、形态和病变情况，从而指导医生进行疾病诊断和疗效评估。针对眩晕疾病的影像学检查以 CT 和 MRI 为主，二者各有优缺点，可优势互补。

（1）CT：是一种无创检查方法，通过检测 X 线穿透人体获得不同组织器官的密度信息，经计算机处理转换为断层图像。CT 具有扫描时间快、骨组织分辨率高等特点。CT 可显示耳部颞骨内半规管、耳蜗、听小骨和内耳道等精

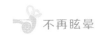

细结构,用于诊断前半规管裂、听神经瘤等,以及排查脑出血等中枢神经系统疾病导致的眩晕症状。对有症状及前庭与听觉功能检查有异常表现,疑似前半规管裂者,耳部高分辨率CT(high resolution computed tomography,HRCT)可以显示前骨半规管顶部薄层骨质,判断是否有骨质缺损,从而诊断前半规管裂。另外,T2加权三维重建、最大密度投影和容积成像可以清晰显示半规管裂的部位。

(2)MRI:也是一种无创检查方法,通过检测不同人体组织器官在均匀磁场内的磁共振信号,经计算机处理转换为磁共振图像。相对于CT,MRI具有没有辐射、对软组织分辨率更高、能够更直观地显示内耳等结构、可进行钆造影等优势,可以进行功能性成像,检测到病变的早期变化。

内耳钆造影MRI是一种特殊的磁共振检查,是目前唯一公认可以在体显示内耳膜迷路积水的影像学检查方法,即通过静脉或耳朵注射钆造影剂,形成内耳内、外淋巴液磁共振信号差异,评估内淋巴积水情况。另外研究发现,梅尼埃病患者膜迷路积水内耳钆造影术阳性率较高(90%以上),因此该检查对于梅尼埃病具有重要的诊断价值和临床意义。

2. CT和MRI检查注意事项及风险

CT和MRI检查通常没有明显的风险,但必须注意以下几点:

(1)CT需要使用放射线,可能会对身体造成一定的辐射损伤,儿童、孕妇以及患有甲状腺疾病的人需要谨慎选用。

（2）有心脏起搏器和金属植入物的患者，需要咨询手术医生是否可以接受 MRI 检查。

（3）检查前去除随身携带的所有金属饰品（如手表、奖章、头饰等）；MRI 检查时清空口袋内物品，尤其是硬币、手机等；不化妆，面部不涂任何外用品。

（4）MRI 检查过程较长，可能会导致身体部位不适、焦虑等症状，有症状时需要及时和医生沟通。

（5）MRI 的结果受患者的身体状态、呼吸动作、心率等因素的影响，因此患者需要好好配合医生的操作。

（6）进行增强 CT 或 MRI 检查的患者，需要注射造影剂，应在检查前 4 小时避免进食，并告知医生所用药物和过敏历史，以及是否有肝肾功能异常。

3. 患者如何配合检查

（1）做 CT 和 MRI 检查时，需要患者头部固定，平静呼吸，不能移动身体，以免产生图像的运动伪影，影响结果的准确性。

（2）检查后，患者可以正常进食和饮水；做增强 CT 或 MRI 检查者可以多饮水，以加快造影剂代谢。

一、眩晕突然来袭的处理

眩晕总是会在毫无防备的时候出现,让人感到天旋地转却又束手无策,轻者干扰工作学习,重时完全失能。引起眩晕的原因是多种多样的,大多数反复发作的眩晕有明确的诱发因素,知己知彼,才能百战不殆。下面介绍几种眩晕突然发作时的处理方法。

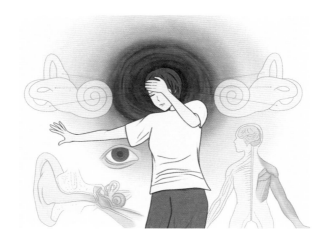

◆ 突然发生眩晕时,应就地坐下或躺下休息,以免发生跌倒。一般来说,眩晕的持续时间不会太长,不需要紧张。可闭上眼睛,尽量倚靠牢固的支撑物,如墙、椅靠背;

如有条件,立即卧床休息;尽量不要活动头部;如果怕光、怕吵,可以拉上窗帘,保持室内光线暗。

◆ 如果正在驾车,应立即停车,并打开应急灯。

◆ 如果耳朵内进了水或冷热气体(如耳朵冲洗)引起眩晕,不要紧张,这是正常的前庭系统反应,休息一下就会恢复。

◆ 如果眩晕持续较长时间不缓解,同时伴有面部、手脚麻木、四肢无力、言语不利、意识不清等情况,需要就近就医,排除脑卒中的可能。

二、自我管理

一部分眩晕症状会自动减退或消失,若出现反复发作的严重眩晕且持续时间长,应立即就医(可选择神经内科或耳鼻喉科就诊)。常发生眩晕的患者需要未雨绸缪,做好自我管理。

1. 居家环境改造

(1)良好的照明:增加家中的照明,尤其是在容易跌倒的地方,如浴室、卧房等。当然,光线也不能过于刺眼,应选择明亮且柔和的颜色。此外,如有需要,可以安装备用电源(如手电筒),以便在停电时有电可用,确保安全。

(2)畅通的走道:许多人家中因为房屋面积小或有儿童等,家具和生活用品相对较多,摆放无序,人在起夜或走路时可能被绊倒,对于有潜在平衡障碍的人更是危险。因此,居室内家具布置不能过满,应尽量提供畅通的走道,确保人有足够的空间可以舒适、安全地在家中走动,并清除通道和房间地面松散的地毯、电线等危险物。

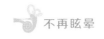

（3）扶手和防滑装置：在淋浴、马桶附近以及可能需要额外支撑的地方安装扶手，在浴室和其他可能有水的地面使用防滑垫。

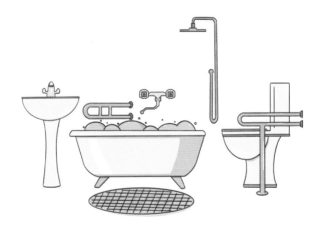

家中地面选择防滑地板，楼梯等易滑倒处可设置防滑条，若使用地毯，需要牢固地固定于地面，且厚度适宜，不要过于蓬松柔软（避免绊倒）。家中不要使用带有轮子的椅子。

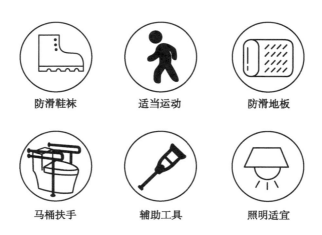

防滑鞋袜　　　　适当运动　　　　防滑地板

马桶扶手　　　　辅助工具　　　　照明适宜

（4）随手可及的通信设备：确保床头、卫生间随手可以拿到手机或固定电话等。

2. 如何自我管理

（1）眩晕发作期，不要开车、不可进行危险作业（如高空操作机器）。经常发作者是否可以开车，主要取决于动态视力和空间辨认能力，具体可咨询医生意见。

（2）保持良好的心态，积极应对疾病。焦虑、抑郁、恐惧、担忧等不良情绪在眩晕患者中非常多见，这些症状常会加重眩晕的发作频次。

（3）注意避免突然改变体位等剧烈动作，尤其在久坐、饮酒或服药后。

（4）适当锻炼，避免久坐，保持良好坐姿、睡姿。

（5）避免前往人群拥挤处而诱发或加重眩晕症状。

（6）睡眠障碍是眩晕发生的危险因素之一，应注意保证良好睡眠。避免使用咖啡因、烟草等提神物质，睡前避免过度饮食；保证睡眠环境舒适，拿走房间内所有可能影响睡眠的东西，如手机；每天按时上床，保持睡眠时间固定一致；睡前采用一些放松的方式，如泡脚、按摩、冥想、拉伸运动、特殊的呼吸法、放松疗法（按一定顺序紧张再放松肌肉）；在医生指导下使用抗焦虑药物、安眠药物等。

（7）不可长时间低头看手机，减少应激刺激和观看电子屏幕时间，能减少前庭性偏头痛的发作。

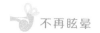

（8）女性处于月经期和围绝经期，雌激素水平波动也可能诱发偏头痛。此期间患者需要更加注意避免诱发因素，规律作息。

（9）避免接触能够诱发偏头痛的气味，如很浓的香水味、刺鼻的油漆味等。

三、饮食注意事项

大部分人很难把眩晕防治和控制饮食联系在一起。其实，合理的饮食对于减少眩晕的发生也是不可或缺的一个环节，以下是几条合理的饮食建议：

◆ 戒烟戒酒，少喝咖啡。

◆ 多饮水；合理饮食，每餐不要吃太饱，饮食宜清淡、易消化，富含维生素和膳食纤维。

◆ 减少含钠食物摄入（每天最大钠摄入量为 2g）。

◆ 多吃新鲜蔬菜水果，尽量避免食用奶酪、人工甜味剂、巧克力、咖啡因制品、茶、味精、酒精、腌制熏烤食品食物（如榨菜、咸菜、腊肉、熏肉等）、酵母、小麦制品等，可以有效减少前庭性偏头痛的发作。

四、认知重建

一般来说，仅有极少数眩晕会危及生命，所以人们用不着"谈晕色变"。注意饮食和生活习惯、保持心情愉悦、保证充足睡眠等就可以预防大部分眩晕发作。特定疾病伴发的眩晕，在医生的专业指导下一般也可以得到控制。

下面是几个有关眩晕的常识。

◆ 长期反复发作的眩晕、不稳感,若排除确切病因,则多为良性病变,应调整心态。

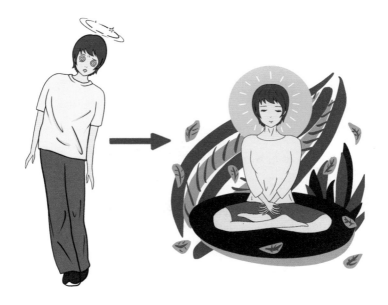

◆ 眩晕可能是多种疾病的外在表现,应寻求眩晕专科、耳鼻喉科或神经科医生等的专业协助。

◆ 眩晕会有跌倒的风险,老年患者应尤其注意预防。

◆ 日常生活中,通过调整作息、合理饮食、管理情绪等方式,减少诱发眩晕的危险因素,可以很大程度上预防眩晕的发生。

◆ 制订并实施个体化的康复训练方案,有助于降低眩

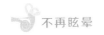

晕程度,提高日常活动能力。

◆ 儿童缺乏足够的描述能力,无法像成年人一样向医生提供准确信息。因此,若儿童诉说经常头晕,家长应注意观察并记录其出现头晕的时间、频率、持续时长以及是否有耳聋、耳鸣、头痛、恶心、呕吐、走路不稳等伴随症状,以便医生有针对性地选择检查项目并做出专业诊断。

五、出差旅行

在出差旅行期间控制眩晕尤其具有挑战性,因为环境、时区和生活习惯的变化都可能导致身体不适。以下是在差旅途中预防和控制眩晕的一些技巧。

1. 多喝水

脱水会降低大脑的有效循环血量,可能导致眩晕,因此每天喝足够的水很重要。但是,"多喝水"是一件说起来容易做起来难的事情,下面一些注意事项有助于在差旅途中保持足够的水分。

首先,随身携带水瓶,可以设置闹钟(间隔1小时或2小时),定时提醒喝水,即使并不觉得口渴。当然,除了直接补充水分外,吃含水量高的食物(如西瓜、黄瓜和草莓等)也可以帮助身体保持足够的水分。其次,有利尿作用的饮食(如咖啡、酒精等)会促进水分的排出,应尽量避免食用。此外,苏打水和果汁等饮料也会导致一定程度的脱水,应避免饮用。

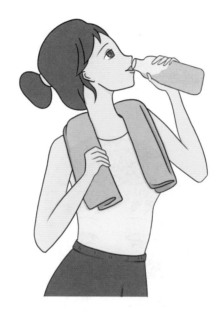

2. 适应当地时区

时区的快速变化会导致时差反应，从而引发眩晕。一般来说，跨越时区大于6小时，人的身体需要4天左右的时间才能适应新的昼夜变化规律，1周左右才能摆脱时差的影响。但是很多时候，人不会在当地待那么长时间。那么，在短期跨时区旅途中，哪些方法有助于减少时差对人体的影响呢？

首先，如果时间允许，尽量提前一天到达目的地，在途中就把手表拨到目的地时间，按照目的地的时间生活。此外，光线会影响褪黑色素的调节功能，因此，日光是影响人体生物钟的一个关键因素，可以通过多接触日光来促进身体适应新时区。

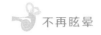

3. 携带颈枕

在飞机上或汽车上直立睡觉会导致一定程度的颈部受损,引发或加重眩晕。颈枕可以帮助支撑颈部并降低眩晕的发生风险。

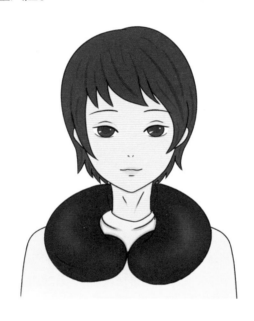

4. 限制酒精和咖啡因

内耳中的前庭系统负责人的平衡感并帮助人保持空间定向。酒精和咖啡因都有使人体脱水的作用,而脱水会影响内耳的液体平衡,造成前庭系统紊乱,导致头晕和眩晕感。

除了脱水作用外,酒精和咖啡因还会影响中枢神经系统并导致大脑活动变化,从而引起眩晕。酒精是一种抑制剂,可以减缓大脑功能并影响大脑处理有关平衡和运动的信息,从而导致眩晕。咖啡因是一种兴奋剂,可以增加心率和血压,导致流向大脑的血液发生变化,继而对大脑处理平衡和运动相关信息的方式产生影响,最终导致眩晕。因此,在旅行时最好限制或完全避免食用酒精和咖啡因制品。

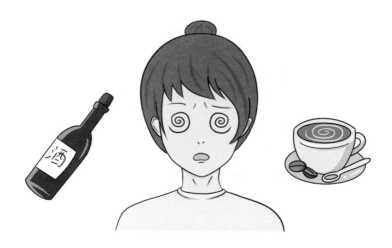

5. 保持均衡的饮食

均衡的饮食有助于保持身体健康并降低眩晕的发生风险。

均衡饮食包括各种水果、蔬菜、全谷物、瘦肉蛋白和健康脂肪,有助于保持体液平衡并预防眩晕。高盐饮食会导致脱水并破坏内耳的液体平衡,从而引起眩晕。因此,尽量限制盐的摄入量并进食富含钾的饮食,有助于调节体内的液体平衡。此外,摄取足够的维生素 D 和 B 族维生素,

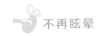

尤其是维生素 B_{12},对于维持神经功能和预防眩晕也很重要。过度加工的食物和高脂肪食物会增加眩晕和其他健康问题的发生风险,应减少食用。最重要的是,旅行中也应尽量定时进餐,避免过饥、过饱。

6. 适当休息和锻炼

充足的睡眠对于预防眩晕很重要,因为睡眠不足会导致疲劳并降低身体保持平衡和预防头晕的能力。

经常锻炼可以通过加强前庭系统和提高身体保持平衡的能力来帮助改善平衡和预防眩晕。瑜伽、太极拳和散步等温和的活动有助于改善平衡并防止眩晕。

7. 带上必要的药物

确保携带足量(足够整个旅程使用)正在服用的治疗眩晕或其他病症的药物,如前庭抑制剂等。

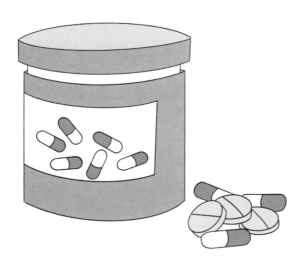

以上各种方法仅用于眩晕的预防。如果在差旅期间出现眩晕,应尝试找一个安静且安全的地方坐下或躺下,直到症状消失。如果眩晕症状严重或持续存在,务必就近就医,以进行正确的诊断和治疗。

六、体力活动

体力活动,尤其是突然移动或位置变化,会增加眩晕的发生风险。但是,过多休息对眩晕的康复更加不利。在任何时候,只要身体允许,都鼓励眩晕患者进行体力活动。以下是一些预防体力活动中发生眩晕的技巧。

1. 提前热身

运动前的热身可以让身体逐渐为更剧烈的运动做好准备,从而降低眩晕的发生风险。

热身首先从 5~10 分钟的轻度有氧运动,如原地慢跑或步行开始。这有助于提高心率并促进血液流动。接着,花几分钟做伸展运动,尤其注意拉伸在体力活动中将使用的主要肌肉群,如腿部、背部或手臂肌肉群。之后,如有时间,可以进行动态拉伸,让肌肉进行全方位的运动,如摆腿或转臂,以帮助肌肉为更激烈的活动做好准备。总之,适当的热身是降低身体活动期间出现眩晕和其他健康风险的重要步骤,可以帮助身体为更激烈的活动做好准备,减少受伤的风险,并提高体力活动的效率。

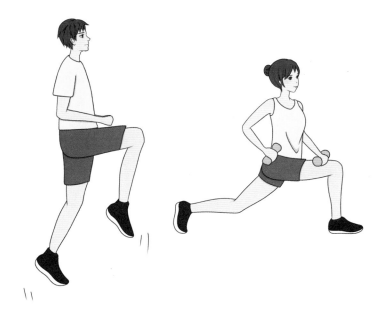

2. 避免攀高运动和 / 或高强度活动

攀高运动,如攀岩等,一定程度上会增加眩晕的发生风险。因为在攀高运动中常会发生头部和身体位置的突然变化,从而破坏内耳中微妙的平衡机制。此外,进行高强度活动更容易造成疲劳,这也可能导致眩晕发生。因此,患有内耳或前庭疾病的人须尽量避免或酌情适度参与这类活动。密闭条件也易诱发部分患者发生眩晕,这类患者应注意不要在狭小、密闭环境中运动。

双侧前庭功能障碍会影响空间辨距与定位,此类疾病患者不宜进行游泳、潜水等运动。

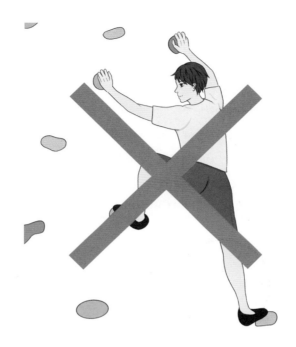

3. 遵循人体力学原理

运动中遵循人体力学原理有助于降低受伤和眩晕风险。例如,尽量保持头部和颈部对齐,并注意正确的脚部位置,确保双脚趾向正前方,并且在活动时位于身体正下方。调动核心肌肉有助于保持稳定性和平衡,降低眩晕的发生风险。扭头动作会给颈部和内耳带来压力,增加眩晕的发生风险,应尽量避免。

值得注意的是,严格意义上讲,每个人的身体力学条件都是独一无二的。因此,如果条件允许,最好与教练或物理治疗师共同制订个性化锻炼计划,以便安全、合理地进行体育锻炼。

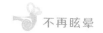

4. 及时补充水分

体力活动会通过出汗等加速身体水分流失,可能引起机体轻度脱水,从而增加眩晕的发生风险。因此,人在活动前、活动中和活动后都需要喝水,以补充流失的水分,避免脱水。可以适当选择运动饮料,例如参加超过 60 分钟的剧烈运动时,可选含有钠、钾等电解质的运动饮料。此外,感到口渴是身体在提醒您需要多喝水。所以,一定要听从"身体的声音",口渴了就立即喝水。

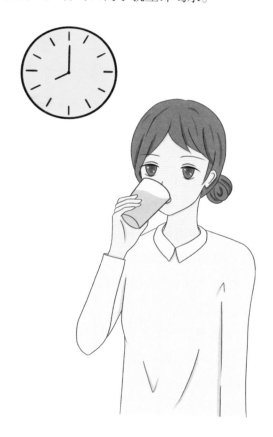

5. 避免突然的动作

突然的动作会产生非预期的运动反应,有可能引发眩晕的感觉。因此,应尽量避免突然做某个动作,尽可能缓慢、循序渐进地增加身体活动强度,让身体更好地适应运动和位置的变化,从而降低眩晕的发生风险。

一、眩晕康复的原理

眩晕康复也称作前庭康复,是一种通过特定锻炼和训练来改善和恢复前庭功能的治疗方法。它的原理基于以下几个关键方面:

神经可塑性:也就是大脑和神经系统适应和改变的能力。通过前庭康复,可以利用神经可塑性,重塑和重建受损的神经回路,促进前庭系统的恢复和适应。

适应性:前庭康复的目标之一是帮助患者适应眩晕症状。通过逐渐引入和增加触发眩晕的刺激,训练患者的大脑逐渐适应和减少对这些刺激的不适应性反应。

平衡系统整合:前庭系统与其他感觉系统(如视觉系统和本体感觉)密切合作,以维持身体平衡。眩晕康复(前庭康复)旨在促进不同感觉系统之间的协调性和整合,提高平衡控制和姿势调整能力。

二、眩晕康复适宜人群

眩晕康复是一种以头眼运动为基础的锻炼方法,目的是减轻头晕、眩晕症状,减少不平衡感、运动过程中的视物模糊。以下人群都可以从康复中获益。

◆ 耳石症患者:耳石症的手法复位也属于眩晕康复的一种。进行手法复位后的残留症状,如走路不稳、头昏、短暂的眩晕,也是康复的适应证。

◆ 不明原因长期头晕、走路不稳、活动时看东西模糊者:步速<0.8m/s 提示需要进行步态训练。

◆ 某些特定场景(如水波纹、霓虹灯、超市等)诱发眩晕者。

◆ 一侧前庭功能低下,如前庭神经炎、听神经瘤术后或迷路切除术后的患者。

◆ 双侧前庭功能低下,如双侧前庭病或药物中毒等引起头晕、头昏的患者。

◆ 前庭功能低下出现维持平衡障碍的老年人:早期进行康复有助于防摔倒。

◆ 中枢性前庭功能紊乱患者:累及小脑和前庭神经核部位的脑血管病、肿瘤患者的康复期,以及头部创伤后遗留头晕和不稳、周围神经病变、脑卒中、帕金森病、共济失调、多发性硬化等的患者。

◆ 晕车、晕船者。

三、视觉稳定性训练帮您看得清

视觉在维持人体平衡中起十分重要的作用。若前庭器官生病,前庭与眼睛之间的神经通路工作效率降低,可导致人在行走或转头时,感觉周围事物明显摇晃、漂浮,需要停下来仔细辨识。通过训练眼球运动,能够提高视觉稳定性。

1. 凝视稳定性训练——固定视靶

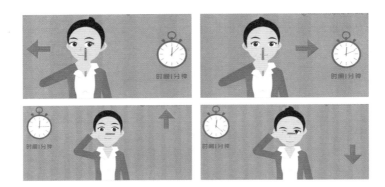

练习要点:手持视靶于面前,眼睛盯住视靶。头向左右转动,转头时眼睛始终注视前面的视靶。逐渐加快速度,持续 1 分钟。按同样方法,进行上下方向及斜对角方向练习。

2. 凝视稳定性训练——移动视靶

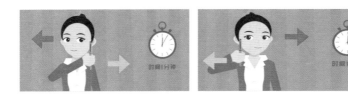

练习要点:手持视靶于面前,眼睛盯住视靶。头向一侧转动,视靶向相反方向移动,眼睛始终注视前面的视靶。逐渐加快速度,持续 1 分钟。按同样方法,进行上下方向及斜对角方向练习。

3. 凝视稳定性训练——双眼会聚

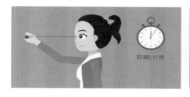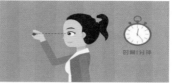

练习要点：手持视靶于面前，眼睛盯住视靶。沿水平方向，由远至近再由近及远缓慢移动视靶，眼睛需要始终注视前面的视靶。

四、姿势稳定性训练帮您走得稳

姿势稳定性训练可以改善患者的身体平衡控制能力，减轻静态和动态姿势的不稳感，预防跌倒。

姿势稳定性训练包括重心控制、转身协调、多感觉训练和步态训练，通过改变姿势的重心和 / 或改变足底支撑的面积（如单腿站立式）增加难度。患者练习时需要有人在旁陪同，或靠近墙面旁边进行训练，防止摔倒。

1. 脚跟脚尖直线走

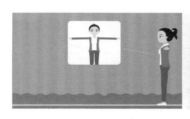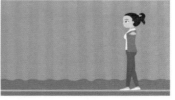

练习要点：双手打开，脚跟接脚尖直线行走，速度

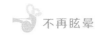
宜慢。

2. 单脚站立练习

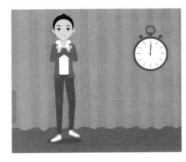 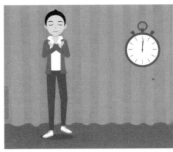

　　练习要点：单脚站立，双手环抱于胸前，目视前方（此时感觉脚踝部有明显晃动是正常现象）。按同样的方法，换对侧脚练习。练习一段时间之后，进行闭眼单脚站立。

3. 海绵垫平衡练习

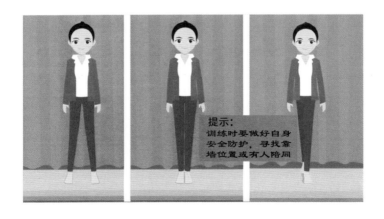

提示：
训练时要做好自身安全防护，寻找靠墙位置或有人陪同

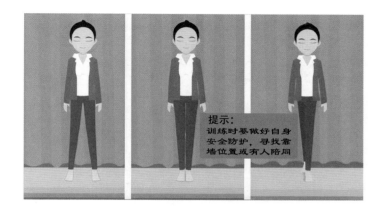

练习要点：双脚分开与肩同宽（或双脚并拢，或双脚前后位）站在海绵垫上，目视前方，双手自然下垂。按同样方法，进行闭眼练习。

4. 行走中摇头、点头练习

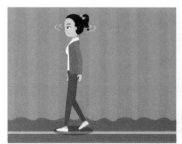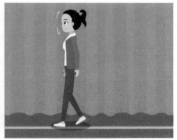

练习要点：行走过程中左右摇头，逐渐加快摇头速度；行走过程中上下点头，逐渐加快点头速度。两种方法交替重复练习。

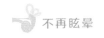

5. 360°转身急停

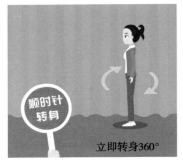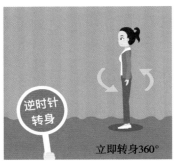

练习要点：以正常速度行走，当听到指令时，原地顺时针或逆时针转身 360°并停住，可重复练习。

五、双重任务

日常活动中常有同时执行两项或两项以上的任务（如边走边看、边走边拿东西）的情况，人在进行双重任务时，存在"注意力竞争"，必须合理分配大脑有限的认知容量。前庭功能受损的患者容易出现"认知疲劳"。通过长期不断的双重任务训练，可使认知分配重组优化，当出现两个或多个任务时，有效地进行时间分配和注意转移策略，改善姿态与平衡控制能力。

1. 计算或倒数计数

进行数学计算，如连续加数，5+5 等于 10，10+5 等于 15……，或者连续减数，100-5 等于 95，95-5 等于 90……也可以进行倒数计数，如从 10 到 0，或倒数日期，如从星期天数到星期一,从 12 月数到 1 月。

2. 回忆或背诵

叙述日常生活,如早餐吃了什么、最近做了些什么,或背诵常用的电话号码、熟悉的诗词等。

六、最佳康复剂量

凝视稳定性训练:每天重复 3~5 次,每天锻炼总时间不少于 12 分钟。

姿势稳定性训练:每天锻炼的总时间不少于 10 分钟。

在上述康复训练之外,增加规律的有氧运动,如快走、慢跑等,每周至少坚持 3 次,每次 30 分钟以上。

一般患者康复治疗的周期为 4~6 周;双侧前庭功能减退者康复治疗的周期为 8~12 周。建议每周至少有 1 次康复训练在临床医生 / 康复师的指导或远程监督下进行。

七、康复注意事项

◆ 眩晕发作后应尽早就医,充分评估前庭功能损伤的性质和程度,并在医生的指导下进行训练。

◆ 在进行前庭康复练习时,确保安全是至关重要的。可在治疗师的指导下,使用辅助工具(如扶手、椅子)来提供额外支持。闭眼、转圈练习有跌倒的风险,建议在两堵墙之间的角落里进行。

◆ 越早进行前庭康复锻炼,效果越好。康复锻炼初期可能会出现恶心、头晕加重等症状,是正常现象,不必停止康复。可以由慢至快,循序渐进,随着身体逐渐耐受,增加

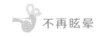

运动的速度和幅度。

◆ 康复的效果可能需要一定时间才能显现。每个人的康复进程都不同,因此要有耐心,并持续进行治疗。进行前庭康复 4~6 周后,可到眩晕门诊进行随访评估,医生将根据康复的情况调整方案。

八、选对鞋防跌倒

合适的鞋可以帮助改善平衡,选对鞋对降低跌倒的风险非常有帮助。

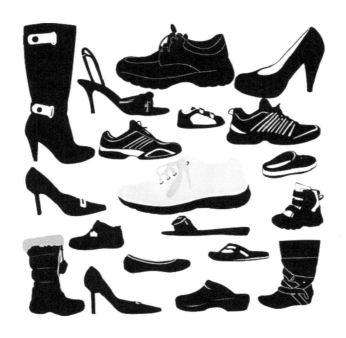

1. 什么样的鞋会增加跌倒的风险

鞋已被确定为室内和室外跌倒的环境风险因素。一些人通常喜欢穿拖鞋,因为它们很舒适。然而,与穿运动鞋或帆布鞋相比,穿拖鞋会使跌倒风险增加多达11%。研究发现,大多数跌倒发生在家中,其中拖鞋是最常见的人跌倒时穿着鞋。此外,凉鞋、中高跟鞋和窄鞋也是导致45岁以上人群跌倒和脚部骨折风险增加的危险因素。

穿拖鞋或只穿袜子会导致跌倒风险增加,因此建议跌倒风险高的人即使在家里也要穿合脚、不易滑脱的鞋子。喜欢在家中穿拖鞋的人最好选择合脚、脚背部封闭且鞋底防滑的拖鞋。

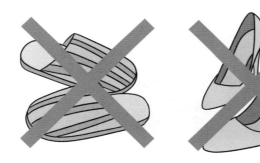

2. 赤脚走路有益吗

许多人认为赤脚走路可以提高感知地面的敏感性,会降低跌倒的风险。然而研究表明,事实并非如此。当一个人的平衡能力受损时,穿鞋比赤脚走路更平稳。尤其是老年人,足部肌肉和韧带力量减弱,导致步行时的支撑和稳定性下降,穿鞋可以为足部提供额外的支撑,减少跌倒的风险。当地面不平整、湿滑时,赤脚行走的跌倒危险也较高。

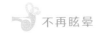

3. 什么样的鞋是安全的

安全的鞋要合脚。穿的鞋子太大（长或宽）会增加跌倒的风险。

鞋跟高度适当。脚跟抬高与跌倒风险增加有关。鞋跟较高的鞋子对姿势、平衡和步态有不良影响，因此建议穿鞋跟高度在 2.7cm 以下的低跟鞋。

鞋底硬度适宜。脚在厚实柔软的鞋中平衡感知较差，可能会导致更多的不平衡。穿鞋底薄而硬的鞋可以改善脚的位置感知和优化平衡控制。

防滑性是选鞋时必须考虑的要素。鞋面为 10° 的橡胶鞋跟与地面的接触面积更大，可以提高防滑性。但对

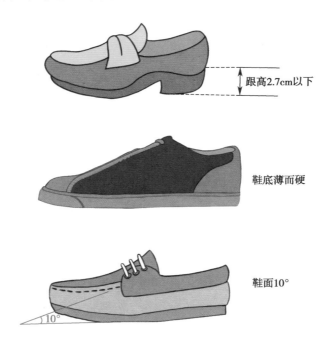

跟高2.7cm以下

鞋底薄而硬

鞋面10°

于脑卒中后偏瘫的患者来说,由于走路时难以抬起脚,如果鞋底的摩擦力过大,反而容易使脚"粘在地面上",引起跌倒,穿鞋底摩擦力相对较小的鞋可能是更好的选择。

目前的研究还发现,一些鞋垫可以改善本体感觉并减少跌倒。比如带有凸起边缘的鞋垫可以给人提供有关平衡的额外反馈,从而预防跌倒。

关于高帮鞋与低帮鞋的优劣目前仍没有定论。一般认为,高帮鞋能够支撑踝关节并提高脚踝稳定性,对于进行多种运动的年轻人有益。然而,高帮鞋对于平衡障碍患者是否有益还需要进一步研究。

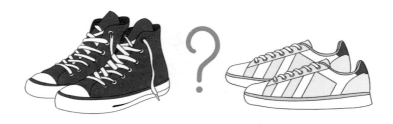

总之,选择合适的鞋子可以帮助预防跌倒,尤其是对于存在平衡障碍的人。

九、有助于防跌倒的锻炼

自由移动的能力是生活质量的重要保障,而健康的平衡系统对行动自由至关重要。通过适当的锻炼可以改善平衡能力,从而预防跌倒。哪些锻炼有助于预防跌倒呢?

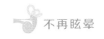

1. 太极拳

太极拳有助于改善身体的平衡,也可以对心血管、呼吸和免疫健康产生积极影响。大量的医学文献以及物理治疗师和其他专科医生的临床经验都表明,太极拳是前庭康复的绝佳补充疗法。前庭疾病患者在进行太极学习之前,应向具有专业知识的物理治疗师或医生咨询,以确保安全。

太极拳锻炼可以加强脚踝的灵活性,同时有助于踝、膝和髋关节相互协调,还可以增强大脑从肌肉和关节的本体感受器中接收感觉输入,使身体的姿势更加稳定,从而实现更快、更平稳的行走。

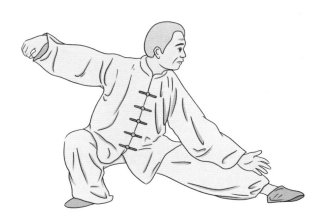

练习太极拳的益处需要一段时间才能显现出来,因此开始太极拳训练的计划为期应该不少于 8 周。

练习太极拳不需要特殊的运动器材,但建议穿宽松的衣服和平底、舒适的鞋。

2. 瑜伽

许多瑜伽姿势可以帮助人们改善平衡。专注于一个焦点,同时将头部和身体向不同方向移动,有助于训练前庭眼反射。练习瑜伽"平衡姿势"有助于训练前庭脊柱反射,并改善平衡功能。

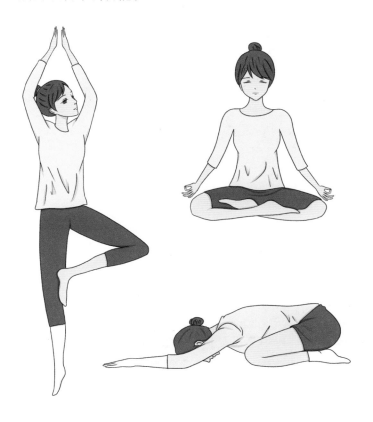

3. 球类运动

适当的球类运动,如乒乓球、羽毛球,可以很好地练习快速的眼睛、头部和身体移动。一开始,可试着用球拍颠

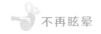

球,或者拿一个软球练习把它抛上头顶,然后接住它,反复
进行。在身体可以耐受的情况下可以进行更具有挑战性
的球类运动,如篮球、网球等。

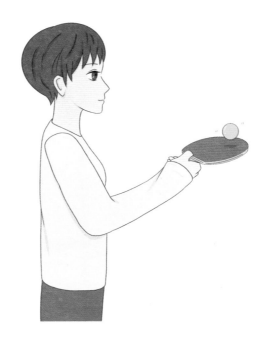

4. 跳舞

跳舞过程中会反复进行一些旋转、起伏、跨步、蹦跳、
姿势偏移等动作,不断提供前庭刺激,有助于增进人对运
动速度和空间的感知;跳舞过程中,人要时刻保持对身体
姿势和动作的控制,需要全身核心力量和四肢肌肉协同合
作,肌肉力量和灵活性都会得到提高,而这些都是保持身
体平衡所必需的。

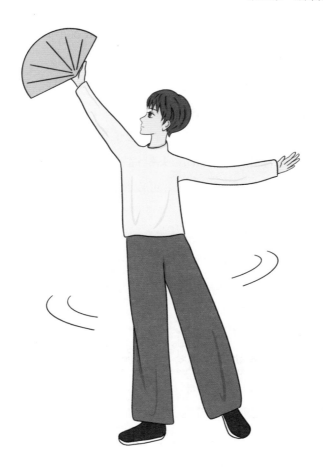

5．简单的步行

　　对于大部分头晕或眩晕程度较重的患者来说，上述锻炼方法难以进行，可坚持每天简单地步行 5~10 分钟，也有助于改善平衡。

　　如果在平坦的地面上行走没有问题，可以练习在崎岖的地面上（如草地、石子地、沙滩）行走，或者上下斜坡或楼

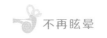

梯。在家中，可以在地板上垫毛巾(注意放置牢固)，模拟不平的地面。

如果在繁忙的市中心走动会诱发头晕、目眩，那就循序渐进地练习。可以慢慢地走到街道尽头，然后返回，如此重复数次。之后，可以步行到繁忙道路，观察移动的交通、人群，直到不会头晕。头晕症状有所好转后，逐渐进行其他运动(如跳舞、瑜伽)，可以帮助平衡系统更快地恢复正常。

总之，运动锻炼是改善平衡、预防跌倒的重要组成部分。眩晕患者最好参考治疗师或专科医生的意见，制订个性化锻炼方案，按照规定的锻炼方法进行锻炼。

十、跌倒了怎么办

眩晕患者跌倒的风险很高，如果意识到摔倒难以避免，注意将手和肘部弯曲，尽量让整个身体侧面着地，不要单独手部撑地或头部着地，也不要屁股着地。

如果不幸跌倒了，不要急于站起来，在试图站起来之前，先花几分钟评估一下有无严重不适。如果没有严重不适，也不要立刻站起来，请尝试以下步骤。

◆ 向身体的一侧滚动，利用肘部或双手支撑起上半身，用手和膝盖爬向最近的支撑物，比如椅子、桌子。扶住支撑物，抬起力量相对强的一条腿，踩在地面上，然后将整个身体缓慢立起，找到最近的椅子坐下。

◆ 不要试图马上行走，等待 1~2 分钟，再决定是否可以尝试行走。

　　◆ 跌倒后如果无法站立起来,尽可能利用上肢缓慢移动身体,找到最近的通信设备,与人联系。如果有排出大小便,将身体缓慢移动到干燥区域,等待救援。跌倒高风险的独居者可请亲友或邻居每天来家中探访,或安装监控,以方便个人安全状况的信息能及时被传递给亲友。

十一、晕动病的康复

1. 什么是晕动病

　　很多人都经历过晕车、晕船、晕机,它让我们感到头晕、恶心,甚至呕吐,十分难受,在离开交通工具后休息一段时间才得以缓解。这是常说的"晕动病"。"晕动病"是一种常见的生理反应,不是病。

　　正常情况下,人体维持平衡依赖"平衡三联"——视觉、四肢的感觉和前庭,这三个系统把收集到的信息传给大脑,大脑统合分析后做出判断。晕动病的主要原因是由于在乘坐交通工具时,视觉、四肢的感觉和前庭接收到的信息不一致或冲突所导致。以晕车为例,眼睛看到车里的是相对稳定的环境,而内耳前庭感受到的是车的晃动,但我们的双脚却并没有移动。这种不一致的信号让大脑十分困惑,继而引发恶心、呕吐等症状。

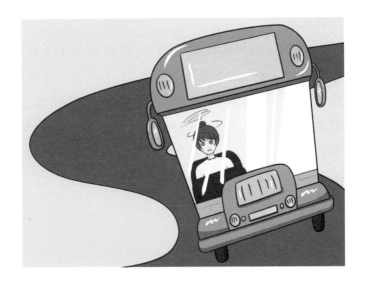

2. 什么样的人容易发生晕动病

儿童和妇女更容易发生晕动病。人的前庭功能在 4 岁以前发育不完善,4 岁后不断完善,16 岁完全发育成熟。因此,儿童容易发生晕动病,随着前庭功能的逐步完善,症状会越来越轻,甚至消失。女性比男性更容易发生晕动病,特别是处于经期、孕期的女性,具体原因尚不清楚。

坐在车辆后排的人更容易晕车,因为人在后排座位上无法保障宽阔的视野,内耳前庭感觉到汽车在行驶,但眼睛看到的却是车内相对静止的物体,大脑搞不清楚身体到底是静还是动,继而出现头晕。

3. 和晕动病说"再见"

(1)选择车辆前排视野宽阔的位置,行驶过程中避免较大幅度的摆动,减少颠簸感,车内保持通风等。

(2)行程中尽量不低头阅读或使用手机。

(3)乘车前或途中使用新鲜橘皮对折挤压,反复闻;咀嚼生姜也可以缓解晕动病引起的恶心、呕吐等不适症状。

(4)症状严重者可在出行前 0.5~1 小时服用具有前庭抑制效果的药物,如东莨菪碱、苯海拉明等。注意,儿童前庭功能发育不完善,药物会对前庭神经产生不良影响,因此不建议 8 岁以下儿童使用晕车药及长效晕车贴。

(5)出发前保证睡眠充足,不要吃得太饱、太油腻。

4. 晕动病能通过训练得到缓解吗

一般来说,反复暴露(如反复乘车),症状会慢慢减轻,直至消失。自己开车也有助于减少晕动病。特殊职业者,如航天、航海从业者,可以借助高速转椅、秋千、滚轮等进行训练。以下训练适用于所有晕动病,不需要特殊设施,可居家进行。

(1)反复转圈:在原地快速反复转圈,顺时针和逆时针方向交替进行,从 1~2 圈开始,逐渐增加到 5~6 圈,每天练习 5 分钟。转圈停止后出现头晕、视物模糊、恶心等不适,是正常现象,此时眼睛盯住一个固定的目标,有助于迅速缓解症状。注意防跌倒,选择在有支撑物处或两面有墙的角落里进行。

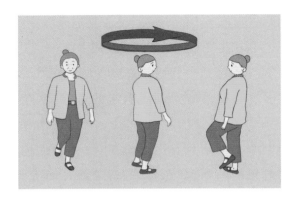

（2）前后、侧向身体摆动：有节律地进行身体向前、向后摆动，即前倾后仰。前倾时足跟离地，后仰时脚尖离地。注意，达到稳定极限即可，不必追求大角度。进行身体向左、向右摆动过程中保持足不离地。

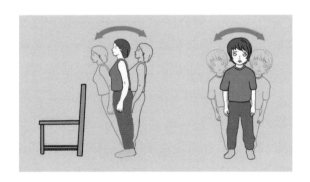

（3）借助转椅（比如可以转的办公椅）左右交替旋转身躯，逐渐加快。

（4）平时多做弯腰转身及下蹲、跳跃等动作，也有助于增加前庭器官的耐受性。